主编
章振林　夏维波　陈　林

健骨强身
远离骨质疏松

上海科学技术出版社

图书在版编目（ＣＩＰ）数据

健骨强身，远离骨质疏松 / 章振林，夏维波，陈林
主编. -- 上海 ：上海科学技术出版社，2021.1（2022.8重印）
　ISBN 978-7-5478-5014-5

　Ⅰ. ①健… Ⅱ. ①章… ②夏… ③陈… Ⅲ. ①骨质疏
松－防治 Ⅳ. ①R681

　　中国版本图书馆CIP数据核字（2020）第124797号

健骨强身，远离骨质疏松
主编 章振林　夏维波　陈　林

上海世纪出版（集团）有限公司
上 海 科 学 技 术 出 版 社 出版、发行
（上海市闵行区号景路159弄A座9F-10F）
邮政编码 201101　www.sstp.cn
三河市明华印务有限公司印刷
开本 787×1092　1/16　印张 10.75
字数：170 千字
2021 年 1 月第 1 版　2022 年 8 月第 3 次印刷
ISBN 978-7-5478-5014-5/R·2141
定价：38.00 元

本书如有缺页、错装或坏损等严重质量问题，
请向承印厂联系调换

内容提要

　　骨质疏松症是以骨量低下、骨骼微结构损伤、导致骨折风险增加为特征的全身性骨病。骨质疏松症罹患于绝经后妇女和老年男性，严重影响老年人生活质量，是导致老年人残疾、死亡的重要原因，作为慢性常见疾病的骨质疏松症已成为公共健康问题。

　　本书通过通俗易懂的语言以及形象传神的插图，为读者详细介绍了骨骼的基础知识，以及骨质疏松症可能的病因、相关危险因素和有效的预防和治疗康复措施；同时，解答和说明了读者朋友对于骨骼健康的诸多疑问和存在的误区。

　　本书内容科学严谨，讲解深入浅出，文字、插图相得益彰，寓教于乐，可读性强。满足不同年龄段、不同文化层次的读者需求。相信通过本书，必将大大增加读者的骨骼健康知识，让他们更好地保护自己的骨骼，免受骨质疏松症带来的疾苦。

编者名单

主　编

章振林　夏维波　陈　林

副主编

岳　华　谢杨丽　汪　纯　李　梅

编写秘书

李珊珊　陈涵纲

编写委员

（以姓氏拼音为序）

常进红　陈　林　程健豪　崔丽嘉　高　超　高　宇
蒋宛凌　金可心　李　梅　李　响　李默茹　李珊珊
鲁青怡　庞　芮　苏　楠　汪　纯　王文婕　魏　哲
夏维波　谢杨丽　徐　鹏　徐　杨　许　萌　许玉萍
闫丽娜　杨　京　岳　华　张　斌　张晓亚　章振林

绘　图

姜雨萌　陈涵纲

摄　影

罗凤涛

主编简介

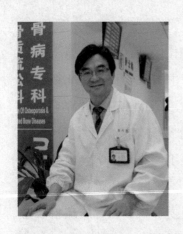

• 章振林

医学博士，主任医师，二级教授，上海交通大学博士研究生导师。上海交通大学附属第六人民医院骨质疏松和骨病专科主任、上海市骨疾病临床研究中心主任；兼任中华医学会骨质疏松和骨矿盐疾病分会主任委员、上海市医学会骨质疏松专科分会前任主任委员。荣获第二届"国之名医（优秀风范）"荣誉。享受国务院特殊津贴，获得"上海市领军人才""上海市优秀学术带头人""上海市卫生计生系统优秀学科带头人"称号。以课题负责人获得 8 项国家自然科学基金面上项目资助，以第一作者或通信作者发表论文 200 多篇，其中 SCI 收录论文 100 多篇。因课题"骨质疏松和单基因骨病的遗传机制和临床应用"，以第一完成人获得 2012 年上海市科学技术进步奖一等奖。

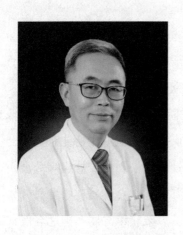

· 夏维波

医学博士，主任医师，教授，博士研究生导师。现任中国医学科学院北京协和医院内分泌科主任；兼任中华医学会骨质疏松和骨矿盐疾病分会前任主任委员，中华医学会理事，北京医学会内分泌分会副主任委员，国际骨质疏松基金会科学顾问委员会委员，亚太骨质疏松联盟理事，亚太骨病学院理事。2017 年入选国家百千万人才工程，并获得"有突出贡献中青年专家"称号和国务院特殊津贴。曾于 2000—2001 年在日本东京大学做访问学者。主要从事内分泌和代谢疾病的临床和研究工作，承担多项国家级科研课题。发表科研论文 200 余篇，其中 SCI 杂志发表论文 110 余篇。现担任 *J Bone and Miner Res*、*Bone*、*Current Osteoporosis Reports*、*Osteoporosis and Sarcopenia*、*Journal of Orthopaedic Translation* 等国内外多个医学杂志的编委，以及担任《中华骨质疏松和骨矿盐疾病杂志》副主编和编辑部主任。

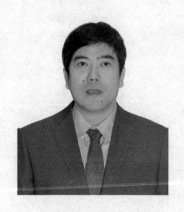

· 陈林

医学博士，教授，博士生导师。先后任陆军军医大学（原第三军医大学）大坪医院康复医学科主任、骨质疏松与骨发育中心主任；兼任中华医学会骨质疏松和骨矿盐疾病分会基础与转化学组组长、中国康复医学会再生与康复分会常委等。入选"国家杰出青年科学基金""长江学者奖励计划""新世纪百千万人才"等，为"创伤修复"重点领域创新团队负责人。主要从事FGF信号在骨骼发育与遗传、退行骨病及再生中作用与机制、康复物理因子生物效应等研究。先后担任 *J Bone Miner Res*、*Int J Bio Sci*、*J Orthop Translat* 等杂志编委，承担国家重点基础研究发展计划、国家自然科学基金委员会重大国际合作等项目。发表SCI文章80余篇；获美国NIH优秀博士后研究奖（FARE）3次、美国骨与矿化组织研究学会（ASBMR）Young Investigator Award Fellow 与国际骨科联合研究学会（ICORS）Fellow、第三届"国之名医（优秀风范）"等荣誉，获重庆市自然科学奖一等奖。

前　言

骨质疏松症被称为"静悄悄的流行病"，亦称为"悄无声息的骨骼杀手"，是一种与增龄相关、以骨强度下降导致骨脆性增加、易发生骨折为特征的全身性骨病。顾名思义，这种疾病起病隐匿，患病初期患者感受不到任何不适，但是危害极大，是老年人发生"脆性"骨折的"元凶"；另一方面，该病是一种流行病，罹患于绝经后女性和老年男性。中华医学会骨质疏松和骨矿盐疾病学分会联合中国疾病预防控制中心发布的中国骨质疏松症流行病学调查显示：50 岁以上人群中，骨质疏松症患病率为 19.2%，其中女性患病率达 32%，男性为 6%；65 岁以上人群中，骨质疏松症患病率上升至 32%，其中女性患病率高达56%，男性为 10.7%。需要进行积极防治的低骨量人群患病率为46.4%。骨质疏松症最严重的危害即为骨质疏松性骨折。据统计，全球每 3 秒钟就会发生 1 起骨质疏松性骨折，50 岁以上 1/3 的女性和 1/5 的男性会发生骨质疏松性骨折，是导致老年人残疾和死亡的主要原因，严重影响老年人群的生命和生活质量。因此，亟须提高全民对骨质疏松症的认知和重视度，关注骨骼健康，享受高质量的健康生活。

其实，大家对于骨质疏松症存在很多的误区，最大的误区在于观念的错误，很多人认为骨质疏松症不是一种疾病，而是年纪大了都会有的生理情况，不需要去理会。但是实际上，骨质疏松症是一种慢性疾病，是可以预防和控制的疾病。而且，对于骨骼的健康，需要从娃娃抓起，才能达到理想的骨峰值，抵御增龄带来的骨量丢失。因此，正确对待骨质疏松症这种疾病，需要对其有一定的了解和认知，戒除引起骨骼损害的不良习惯和嗜好，慎用影响骨骼健康的药物，不要陷入伪科学的宣传、谣言及误区之中。

本书的目的就是更好地宣传、科普骨骼健康知识，让大家从骨质疏松症的发病原因、危险因素、临床症状、如何预防及治疗等方面认识骨质疏松症。本书内容详实，语言通俗易懂，同时配上生动有趣的插图，一目了然，便于理解。相信本书不仅可使对骨质疏松症并无多少了解的读者受益匪浅，而且对于广大的临床医生也会有所帮助。

本书组织上海交通大学附属第六人民医院、中国医学科学院北京协和医院、陆军军医大学三家单位从事骨质疏松症及骨代谢病的临床、教学、科研、营养、康复方面的专家共同撰写。大家对本书的最终出版倾注了大量的时间和精力，力求达到科学性及科普性兼具。同时，感谢上海科学技术出版社的编辑在本书撰写和出版过程中给予的大力支持。

通过本书的出版，希望能够提高大家对骨骼健康的关注和重视度，了解骨质疏松症带来的骨骼危害，加强预防，使我们每个人都拥有健康的骨骼，享受美好的生活。

章振林　夏维波　陈林

2020 年 7 月

目 录

1
基础知识
1

2
流行病学
11

3
危险因素
16

4

骨质疏松症的危害

26

5

主要症状

30

6

早期诊断

33

7

预防策略

39

8

治疗策略

49

9

骨质疏松症筛查与随访

61

10

常见误区

64

11
康复治疗
71

12
运动疗法
83

13
应对疼痛
105

14
物理治疗
109

15
中医治疗
113

16
日常生活
119

17
骨折后康复

附录
骨质疏松症治疗药物微词典

1

基础知识

骨的大体构造

成人的骨占体重的 1/5。按其部位可分为颅骨、躯干骨和四肢骨，前两者统称为"中轴骨"；按其基本形态可分为长骨、短骨、扁骨和不规则骨四类，长骨呈长管状，分布于四肢。

骨皮质是骨的外层结构，由位于骨膜下的骨密质组成，厚而致密，由规则且紧密排列成层的骨板构成，抗压和抗扭曲力强。骨的内层结构是由薄细小梁组成的网状结构，称为骨松质。80% 的骨骼由骨皮质（骨密质）构成，20% 由骨松质（骨小梁）构成。骨皮质主要分布于长骨；骨松质主要分布于脊柱、扁骨和长骨端。

骨的组织结构

骨骼由有机基质和矿盐组成。有机基质的 85%~90% 为Ⅰ型胶原，其余为多种非胶原蛋白和蛋白多糖。矿盐，即羟基磷灰石结晶。骨皮质的 80%~90% 为矿化组织；骨松质的矿化组织只占 15%~25%，其余部分为骨髓、血管和结缔组织。

骨骼中的细胞包括四种：骨细胞、成骨细胞、破骨细胞和衬细胞。骨细胞包埋于基质中；成骨细胞、破骨细胞和衬细胞主要存在于骨表面，在骨转换中发挥重要作用。

成骨细胞负责骨基质的形成，俗称"造骨头细胞"；破骨细胞的功能相反，负责骨吸收，俗称"吃骨头细胞"。两种细胞经常处于"斗争"状态，维持动态平衡。一旦平衡被打破，骨吸收超过骨形成，就可能发生"骨质疏松症"。

什么是骨质疏松症

世界卫生组织（World Health Organization，WHO）于1994年给出"骨质疏松症"的定义：骨质疏松症是一种以骨量低、骨微结构破坏，导致骨脆性增加，易发生骨折为特征的全身性骨病。美国国立卫生研究院（National Institutes of Health，NIH）于2001年给出了新定义：骨质疏松症是以骨强度下降、骨折风险增加为特征的骨骼疾病。骨强度，即抗骨折的能力，包括两方面内容，即骨矿密度和骨质量。

骨质疏松症患者单位体积内骨矿物质减少、正常微细结构破坏，导致骨骼"变脆"，容易发生骨折。就像大树被白蚁蛀空，轻轻一碰就会断裂。由于50%的骨质疏松症患者在发生骨折前没有任何症状，因此骨质疏松症又被称为"寂静的杀手"，骨质疏松症也被称为"静悄悄的流行病"。

为什么会发生骨质疏松症

• 营养因素

青少年时期充足的钙和维生素 D 的摄入与成年期的骨峰值（人一生之中，达到的最高骨量，称为峰值骨量）直接相关。钙或维生素 D 的缺乏会导致甲状旁腺激素（parathyroid hormone，PTH）分泌增加，进而导致骨吸收增加。同时，维生素 D 缺乏会影响钙和磷的吸收，使骨基质矿化受损。长期蛋白质缺乏会导致骨基质蛋白合成不足，新骨生成落后，若同时存在钙缺乏，骨质疏松症会提前出现。因此，预防骨质疏松症要从娃娃抓起，要重视青少年时期钙和维生素 D

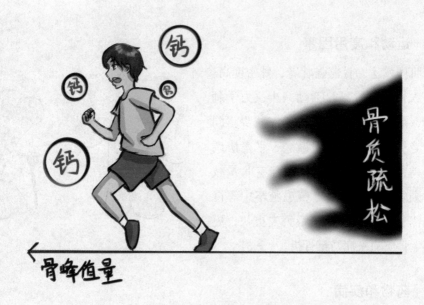

的摄入，并加强运动锻炼，最大限度地提高峰值骨量。

● 内分泌因素

女性在 50 岁左右，卵巢功能开始衰退，雌激素缺乏；男性则在 60 岁左右，睾酮水平出现下降。因此，骨质疏松症好发于这两类人群。

● 遗传因素

年轻时期峰值骨密度的高低、绝经后或老年时期骨量流失的速度，以及骨质疏松症及骨质疏松性骨折的发生风险均与遗传因素相关。不同种族人群骨质疏松症及骨折的发病率存在差异，骨质疏松症好发于白种人，其次为亚洲人，黑种人较少。骨质疏松症患者的后代，峰值骨量可低于同龄人；有骨质疏松性髋部骨折史的患者，其后代发生骨质疏松性骨折的风险显著增加。

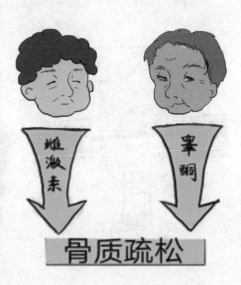

• 运动和废用因素

肌肉发达、骨骼强壮者，骨密度高。老年人性激素缺乏、活动减少、力学刺激少，肌肉萎缩，骨量也相应减少。同时，老年人因肌肉力量减弱、平衡协调能力差，容易跌倒，若同时伴有骨量减少，则容易发生骨折。罹患脑卒中等慢性病需长期卧床者，骨量丢失更快，更易发生骨质疏松症乃至骨折。

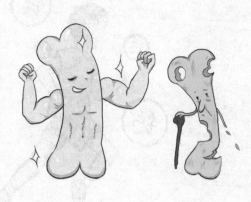

• 药物和疾病

长期服用糖皮质激素者易发生骨质疏松症。因糖皮质激素（如泼尼松）可直接抑制骨形成，促进骨吸收，同时可降低肠道对钙的吸收率，并促进蛋白质分解代谢。此外，苯妥英钠、卡马西平等抗惊厥药，肝素等抗凝药，甲状腺素片，芳香化酶抑制剂等也可导致骨质疏松症。

• 不良生活习惯

吸烟、饮酒、户外活动少等不良生活习惯，均是导致骨质疏松症的危险因素。

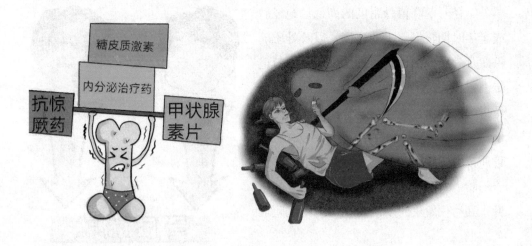

1 分钟测试您是否容易患骨质疏松症

国际骨质疏松症基金会最新推荐：19 个简单问题帮您了解自己骨骼的健康情况。

- 你的父母是否患有骨质疏松症或曾在轻微跌倒后（由低于身高处跌下）骨折？
  是□　否□

- 你的父母是否有驼背？
  是□　否□

- 你实际年龄超过 60 岁？
  是□　否□

- 成年后是否曾经在轻微跌倒后骨折？
  是□　否□

- 是否经常跌倒（在过去的 1 年里曾跌倒多过 1 次），或因身体虚弱而担心会跌倒？
  是□　否□

- 你 40 岁后，身高是否降低 3 cm 以上？
  是□　否□

- 你是否体重过轻（BMI 低于 $19\,kg/m^2$）？
  是□　否□

- 是否曾经连续服用类固醇类药物（如可的松、泼尼松等）超过 3 个月（类固醇类药物经常用于治疗哮喘、类风湿关节炎和一些炎症性疾病）？
  是□　否□

- 是否患有类风湿关节炎？
  是□　否□

- 是否患有甲状腺功能亢进症或甲状旁腺功能亢进症？
  是□　否□

▶ 女性朋友请继续回答以下问题：
- 你是否在 45 岁或以前已经停经？
  是□　否□

- 除怀孕、停经或切除子宫后，你是否曾经停经超过 12 个月？
  是□　否□

- 你是否在 50 岁前切除卵巢且没有服用绝经后激素补充剂？
  是□　否□

▶ 男性朋友继续回答以下问题：
- 你是否曾经因雄激素过低而导致阳痿或性欲减低？
  是□　否□

- 你是否每天饮酒超过 2 个单位（相当于啤酒 500 mL、葡萄酒 150 mL 或烈性酒

50 mL)？

是 □ 否 □

- 你是否抽烟（包括现在吸烟和既往吸烟）？

是 □ 否 □

- 你每天的体力活动（如做家务、打理园艺、散步、跑步等）是否少于30分钟？

是 □ 否 □

- 你是否在没有进食奶类制品的情况下也没有服用钙片？

是 □ 否 □

- 你每天的户外活动（部分身体暴露于阳光下）是否少于10分钟且没有服用维生素D补充剂？

是 □ 否 □

如果您对上述任何一个问题的回答为"是"，并不代表您已经患有骨质疏松症，但说明您具有患骨质疏松症的风险因素，可能导致骨质疏松症或骨折的发生。请尽快来医院骨质疏松专科就诊，在专科医生指导下，全面评估骨骼健康，必要时接受药物治疗。

还有另外一种简易的评估骨质疏松风险的工具 OSTA 评分，如下。

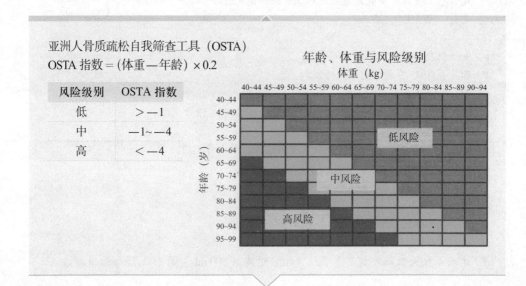

亚洲人骨质疏松自我筛查工具（OSTA）

OSTA 指数 =（体重—年龄）×0.2

风险级别	OSTA 指数
低	＞—1
中	—1～—4
高	＜—4

年龄、体重与风险级别

什么是骨密度

骨密度全称是骨骼矿物质密度，是骨骼强度的一个重要指标，指的是单位面积内骨骼的重量，单位是 g/cm²。通常，国内医院运用双能 X 线吸收仪（dual energy X-ray absorptiometry, DXA）测定骨密度。该仪器可测量全身骨骼的骨量，精确度高，对人体危害非常小。一次骨密度检查的放射剂量相等于一张胸片射线量的 1/150，所以除孕妇外，所有人都可以接受检测。

目前，骨密度的主要检测部位是腰椎（$L_1 \sim L_4$）正位、左侧髋部和非优势侧桡骨远端 1/3 处。骨密度测定不但可以了解受试者骨量高低、预测骨折风险（骨密度越低，骨折风险越高），还可以了解药物干预后的治疗效果。

什么是峰值骨量

峰值骨量又称骨峰值，是人一生中所达到的最大骨量，即骨骼不断生长和骨矿含量不断积累达到稳定时的骨量。正常人一般在骨骺闭合数年后达到峰值骨量，并在此后数十年中处于稳定状态，此时的骨骼强度最高。峰值骨量在不同个体中存在差异，主要由遗传因素和环境因素决定。遗传因素对年轻时期的峰值骨量获得和维持起主要作用，决定了峰值骨量的 70%~80%。研究表明，黑种人的峰值骨量高于黄种人，黄种人高于白种人，男性峰值骨量高于女性。环境因素，包括饮食习惯、运动强度等，决定了峰值骨量的 20%~30%。充足的钙和维生素 D 摄入，适量的负重、抗阻力运动，有助于提高峰值骨量。不同种族人群达到峰值骨量的时间不同，同一人群不同骨骼部位达到峰值骨量的时间也不同。一般来说，中国人群 25~35 岁达到峰值骨量。

峰值骨量对于维持长期的骨骼健康，预防骨质疏松症起重要作用。青年时期获得的峰值骨量越大，老年时期对骨丢失的承受能力越好。低峰值骨量将增加骨质疏松症的发生风险，高峰值骨量可为老年时期提供更大的骨量储备，减少或延缓骨质疏松症的发生。由此可见，峰值骨量的获得是决定骨质疏松症和骨折发生风险的关键因素。

 ## 一生的骨量如何变化

　　人体骨骼主要由有机胶原蛋白和无机羟基磷酸钙组成。人体骨量就像一家"银行"：婴儿及儿童的骨骼以有机成分为主，矿物质沉积少，骨骼柔韧，骨量较低，如同"白手起家的创业初期"，"骨量银行"中的"存款"（骨量）少；随着生长发育，矿物质逐渐沉积，骨量逐渐增加，到青春晚期，骨形成占优势，骨量稳定积累，青春期少年已获得40%的峰值骨量，20岁以前骨量积累已达峰值的60%~70%，犹如"积累财富的事业发展期"，"骨量银行"中的"存款"逐渐增加；20~30岁，达峰值骨量，并可维持十几年的平台期，相当于"飞黄腾达的事业巅峰期"，"骨量银行"中的"存款"达到最大值。简而言之，从出生到峰值骨量的这段时间，主要是向"骨量银行""存钱"为主。

　　40岁以后，无论男性还是女性，均开始以缓慢速度丢失骨量，就像不断向外贷款却收不回本金的银行，"骨量银行"中的"存款"逐渐减少。女性在50岁左右，由于绝经的影响，体内雌激素迅速下降，骨量快速丢失，尤其是脊柱部位的骨量。绝经后8~10年，骨量丢失速度减慢，代之以缓慢的年龄相关性骨量丢

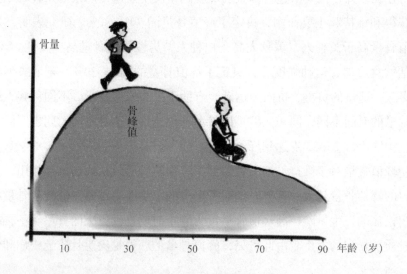

失，并持续终身。男性在 50 岁时，没有类似女性绝经期的快速骨量丢失，但已经开始出现缓慢的年龄相关性骨量丢失。随着年龄增长，骨量不断丢失，当骨量低至一定程度，即"骨量银行"中的"存款"减少到一定程度后，便会发生骨质疏松症，甚至骨质疏松性骨折。

青少年时期积极补充钙及维生素 D，适当进行负重、抗阻力运动，戒烟，少喝咖啡及碳酸饮料等，争取向"骨量银行"中存入更多"财富"；中老年时期重视骨骼疾病，规范进行骨质疏松症的筛查和早期治疗，延缓骨量丢失，减少"骨量银行"的"支出"，均有助于延缓骨质疏松症的发生。

骨质疏松症的分类

骨质疏松症是一种以骨量低下，骨微结构损坏，导致骨脆性增加，易发生骨折为特征的全身性骨病，分为原发性和继发性两大类。

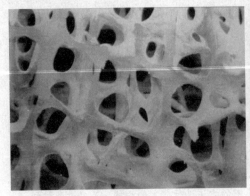 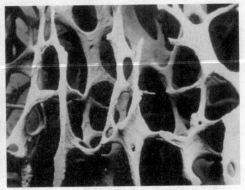

正常骨　　　　　　　　　　　　　　骨质疏松骨

• 原发性骨质疏松症

包括绝经后骨质疏松症（Ⅰ型）、老年性骨质疏松症（Ⅱ型）和特发性骨质疏松症（包括青少年型）三类。

绝经后骨质疏松症一般发生在绝经 10 年内的女性；老年性骨质疏松症是指

70岁以上老年人发生的骨质疏松；特发性骨质疏松症主要发生于青少年人群，病因尚不明。

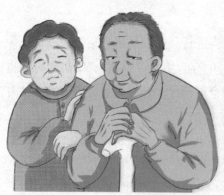 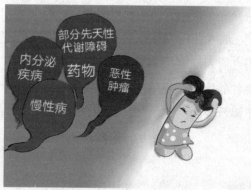

● 继发性骨质疏松症

由影响骨代谢的疾病和（或）药物导致的骨质疏松症。常见原因包括：内分泌疾病（如甲状旁腺功能亢进症、糖尿病、库欣综合征等）、慢性病（如胃肠吸收障碍、慢性肝肾疾病等）、恶性肿瘤、部分先天性代谢障碍，以及糖皮质激素等药物的应用等。

小贴士

人体骨骼是一座结构非常完美的建筑，骨质疏松症患者的骨骼就像是建筑遭受到了白蚁的侵蚀，轻轻一碰就容易发生断裂，也就是医学上所说的"脆性骨折"。想知道自己患上骨质疏松症的风险，可以参照文中的方法进行简单的测评，必要时及时到骨质疏松专科就诊评估，建立骨骼健康档案。但即使得了骨质疏松症也没有必要非常紧张，只要及时在专科医生的指导下接受规律治疗，大多数人的疗效还是不错的。

2

流行病学

🏃 骨质疏松症的患病率及患病趋势

　　我国 60 岁以上中老年人数量已超过 2 亿，是世界上老年人口绝对数量最多的国家。由中华医学会骨质疏松和骨矿盐疾病分会联合中国疾控中心慢病中心首次进行的中国居民骨质疏松症流行病学调查显示：我国 50 岁以上人群中，骨质疏松症患病率为 19.2%，其中女性为 32.1%，男性为 6.0%；而需要进行防治的低骨量患病率为 46.4%，其中男性为 46.9%，女性为 45.9%。随着年龄增长，骨质疏松症患病人数进一步增加，65 岁以上人群中，骨质疏松症患病率达到 32%，

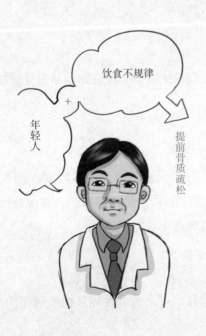

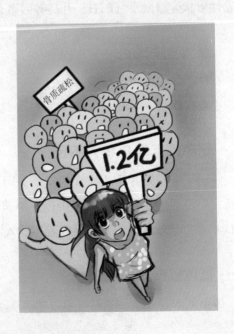

11

其中女性为 51.6%，男性为 10.7%。随着人口寿命的不断延长，患病人群逐步扩大。预计到 2050 年，我国骨质疏松症患病人数将超过 2 亿。

提到骨质疏松症，许多人会想到这是老年人才会出现的问题。实际上，骨质疏松症的发病年龄越来越呈现年轻化的趋势，主要原因是生活方式的变化（静息式生活方式、运动量日益减少、饮食不规律、营养物质摄入不均衡等）所致。正常人的骨量约在 35 岁达到峰值，然而目前有些年轻人由于上述各种原因造成骨峰值较低，从而导致骨质疏松症提前发生。

 ## 骨质疏松症与哪些因素有关

• 年龄

绝经后女性和 65 岁以上的老年人群是骨质疏松症的易发人群。经常腰酸背痛，即使轻微外伤也会发生骨折，就是骨质疏松症在"作祟"。因年龄增长而出现的老年性骨质疏松症主要与肝肾功能衰退、活性维生素 D 的合成能力下降、继发性甲状旁腺激素（PTH）升高等因素有关。

• 雌激素缺乏

女性雌激素减少会加快骨量的丢失，这也是绝经后女性特别容易患骨质疏松症的主要原因之一。

• 钙和维生素 D 摄入不足

钙缺乏是导致骨质疏松症的重要原因。每天元素钙摄入量不足 600 mg 的人更易发生骨质疏松症。同时，中国人群普遍存在维生素 D 的缺乏，要保持维生素 D 水平充足就需要阳光照射或者多摄入富含维生素 D 的食物。

• 低体重

体重低者易发生骨质疏松症，特别是女性。瘦小的女性因体内脂肪组织少，雌激素水平较低，更容易罹患骨质疏松症。

• 不良的生活习惯

大量饮酒、吸烟会影响骨骼健康。咖啡、茶、可乐等饮品中含有咖啡因，咖啡因促进尿/粪钙排泄，促进破骨细胞分化，加快骨转换，减少成骨细胞维生素D受体蛋白表达，导致骨量丢失。

• 遗传性因素

包括种族、性别、家族史等。有骨质疏松症家族史者更易患骨质疏松症。白种人比黄种人和黑种人更易患骨质疏松症。

• 缺少运动

适量运动，尤其是负重运动，可以增加骨密度，减少或延缓骨量丢失。运动还可使肌肉发达，促进骨形成和增加骨强度，能有效保护骨骼，避免骨折。

• 患有某些慢性疾病

内分泌代谢疾病、营养代谢性疾病、肝肾功能不全、类风湿关节炎等患者易发生骨质疏松症。

• 药物因素

使用糖皮质激素、甲状腺素、铝剂等抑酸药，噻唑烷二酮类胰岛素增敏剂，芳香化酶抑制剂，质子泵抑制剂等，均可诱发骨质疏松症。

女性比男性更易患骨质疏松症吗

50岁以上女性骨质疏松症患病率为20%左右，而50岁以上男性骨质疏松患病仅为8%左右。显然，女性骨质疏松症的患病率比男性高很多。这与女性独特的身体结构及功能有很大关系。绝经后妇女因卵巢停止分泌雌激素，会加速骨钙流失，从而引起骨质疏松症。如果因为手术、放 / 化疗等其他原因破坏了卵巢功能，同样也会导致骨质疏松症。

运动会刺激骨代谢，增加骨量，并能减少骨骼脱钙。女性普遍比男性缺乏户外运动，故更容易罹患骨质疏松症。许多女性为了保持良好体型，不合理节食，导致人体缺乏必要的营养素，也会引起骨量丢失，甚至骨质疏松症。另外，骨质

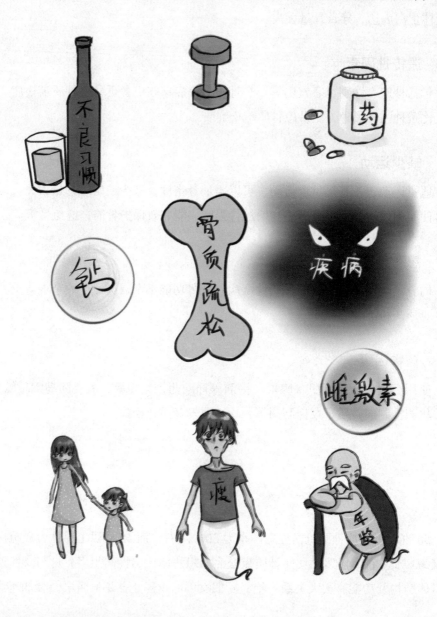

疏松症还具有一定的遗传性。有研究表明：患有骨质疏松症的妇女，其女儿也容易罹患骨质疏松症。

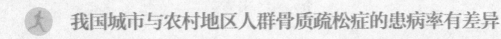

我国城市与农村地区人群骨质疏松症的患病率有差异

中国各地骨质疏松症患病率差异较大。这可能与地理环境、生活状况、生活方式、仪器、检查部位、标准和方法等不同有关。

小贴士

我国骨质疏松症的患病率的确非常高，看到这里的时候您一定觉得您现在不痛不痒的，骨质疏松症一定与您没有关系，这样的想法很普遍，但不见得是对的。后面我们会提到骨质疏松症其实是一种"静悄悄"的疾病，往往到发生脆性骨折的时候才被发现。所以，如果您目前已经绝经或者年龄大于 60 岁，或者平时不注重锻炼、患有某些慢性疾病或长期口服影响骨骼健康的药物，或者存在文中列出的其他危险因素，您就要及时到专科门诊进一步评估了。

3

危险因素

 不良生活方式"助长"骨质疏松症

• 盲目减肥

长期减肥会引起内分泌失调，并影响钙的吸收和利用，从而导致骨质疏松症。很多女性在节食后，体重减轻了，骨量也会随之下降。脂肪是身体储存维生素D的重要部位，也是除卵巢之外合成雌激素的场所。人体维持适量脂肪，有助于增加人体对钙的吸收，促进骨形成，防止发生骨质疏松症。

另一方面，节食减肥的女性很少吃主食和肉类，一般只吃蔬菜和水果。蔬菜和水果中的钙含量很低，蔬果中富含的膳食纤维还会妨碍钙的吸收。久而久之，就容易发生骨质疏松症。

长期减肥的女性一定要多喝牛奶，多吃虾皮、豆制品、小鱼等；不要偏食，进食种类不宜过于单一，应增加肉类和蛋白质的摄入。不吸烟、不酗酒，不过量饮用咖啡和浓茶。

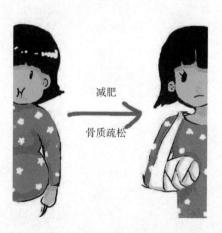

• 缺少日晒

研究表明，在日照不足的国家，骨病的发病率也较高。紫外线具有促进维生素D合成的作用，皮肤在紫外线照射下可合成维生素D。户外活动少，维生素D合成不足，骨质疏松症就会在不知不觉中"袭来"。

运动量少

骨骼的主要功能是形成人体的骨架，形成腔室容纳与保护重要脏器并与肌肉、韧带、关节一起承担机体的运动功能。这些功能的维持离不开骨骼的完整性和它所承受的力学强度。骨骼所受的力学刺激主要包括：体重对骨骼形成的重力、运动时肌肉为克服重力而对骨骼施加的力。在这些力学因素的作用和引导下，完成了骨骼的塑形和微结构的塑造。因此，骨量、微结构和骨强度均与所受的力学刺激有关，适量的负重运动可增加峰值骨量和减少骨量丢失。适量运动除了可以增加骨量外，还可以提高雌激素和睾酮水平，有利于钙的吸收和利用。相反，缺少体力活动可导致肌肉萎缩、肌力下降，骨骼接受的力学刺激少会加速骨量丢失，骨折风险也会增加。

现代都市人上下班"以车代步"，上下楼"以电梯代替楼梯"，以电话联络代替登门造访，很多人每天不是拼命忙事业，就是以酒池肉林为"阵地"，运动量减少，更容易发生骨质疏松症。

吸烟

无论男性或女性，吸烟都会导致骨密度降低、骨量减少，增加骨折风险。烟草中的尼古丁会影响钙的吸收，烟碱会抑制成骨细胞，刺激破骨细胞的活性。这种影响是缓慢的，在成年后期或老年期才会表现出来。研究发现，每天吸烟20支可使椎骨骨矿密度每10年减少2%。

香烟中的物质还可促进雌激素的分解，加速女性的骨量丢失。与不抽烟女性相比，吸烟女性往往绝经更早，也更早出现骨丢失。统计发现，在不吸烟的中青年女性中，家中有一人吸烟的女性，骨质疏松症的患病风险是家中无人吸烟者的2倍；而家中吸烟人数在2~3名者，骨质疏松症的患病风险是家中无人吸烟者的3倍，发生骨折的风险是家中无吸烟者的2.6倍。

过量饮酒

过量饮酒往往与骨质疏松症"相伴"。美国一个研究小组曾指出，长期

酗酒是引起男性骨质疏松症的重要原因。该小组对96名男性酗酒者进行X
线检查，发现45例有广泛的骨量丢失迹象。专家认为，饮酒过度所引起的
营养不良和吸收障碍，均可使骨形成和骨矿化减少。酒精会抑制成骨细胞功
能，骨破坏大于骨形成，使骨骼过早陷入"入不敷出"的境地，最终导致骨
质疏松症。另外，长期酗酒还会导致酒精性营养不良，从而加速骨质疏松症
的发生。

上述不良生活习惯是诱发骨质疏松症的原因之一。多运动、多晒太阳，尤其
是正在减肥的人，在控制饮食的基础上合理膳食，是非常重要的。

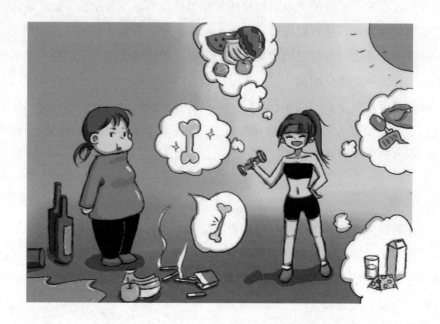

雌激素与骨质疏松症

骨质疏松症好发于绝经后妇女，主要是由于绝经后女性体内雌激素水平迅速
下降所致。雌激素对骨组织的影响可以归纳为四方面：①促进骨组织形成，促使
血中的钙离子在骨骼中沉积，防止因钙离子减少而发生骨质疏松症。②抑制破骨
细胞的活性，减少骨吸收。③降低甲状旁腺激素（PTH）的敏感性，甲状旁腺激
素是促进骨吸收和分解的激素，使骨骼的分解过程大于合成过程。④雌激素水平

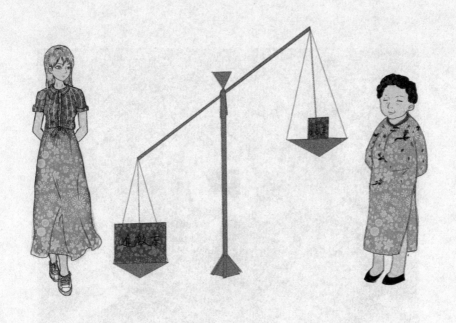

降低可导致体内许多细胞因子（如肿瘤坏死因子和白介素–6等）活性升高，造成骨组织中破骨细胞异常活跃，直接导致骨破坏增加。简言之，雌激素就像"骨健康卫士"，对女性的骨组织起保护作用；一旦雌激素水平开始下降，骨质疏松症进程就会加速。

 ## 骨质疏松症与遗传有关吗

　　遗传因素对骨质疏松症的发生有明显影响。有母系髋部骨折家族史的女性，其髋部骨折的发生概率是无家族史者的2倍以上，而母系中其他类型骨折史并不增加髋部骨折发生风险。这种遗传风险的预测是独立于骨量、身高和体重等因素的，而且除骨密度以外的股骨近端遗传特征（如股骨颈的轴长等）或导致骨折的跌倒易感性均可解释这种家族遗传倾向。曾有调查结果显示，45%的家族存在骨质疏松症遗传倾向，母女间的相关性为33%，姐妹间的相关性为19%，但与个体的发病年龄和骨质疏松症的严重程度并不相关。另有研究表明，有骨质疏松症家族史的绝经前女性的骨密度明显低于无此家族史者。

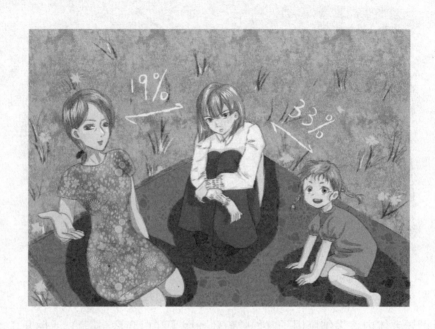

常喝浓茶、咖啡会导致骨质疏松症吗

　　茶叶所含成分较复杂，除咖啡因外，还含有茶多酚和氟化物。茶多酚是有效的抗氧化剂，有报道称其对骨量的影响可能与其雌激素受体的低亲和力及抗氧化、减轻氧化应激损伤的作用有关。无论是动物试验，还是临床研究均证明，茶多酚能增加绝经后女性腰椎和股骨颈等部位的骨密度，减少尿钙排泄，降低骨吸收生化标志物水平。适量的氟化物可促进骨形成、抑制骨吸收，对骨骼和牙齿产生正性影响。饮茶是否影响骨骼健康尚无定论，但饮茶量和浓度要适量。

　　咖啡是导致骨质疏松症的危险因素。咖啡中所含的咖啡因会促进尿钙、粪钙的排泄，加快骨转换，导致骨量丢失。2006年瑞典一项纳入31 527名年龄在40~70岁的瑞典女性、平均随访10.3年的调查显示：每天摄入咖啡因330 mg，相当于600 mg咖啡或更多者，骨质疏松性骨折的发生风险增加，尤其是低钙摄入（每天元素钙摄入低于700 mg）的女性。

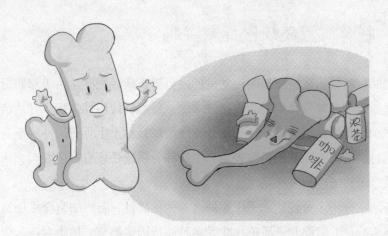

青少年常喝可乐易导致骨质疏松症吗

青少年正处在生长发育的黄金阶段，与普通人相比，需要从饮食中摄入更多的营养物质，以满足生长发育所需。当儿童大量摄入碳酸饮料后，奶类等健康饮品的摄入量就会下降。磷酸是大多数碳酸饮料的主要成分，磷本身是重要的骨矿盐，但若磷的摄入量与钙不成比例，就会导致骨丢失。碳酸饮料中的咖啡因还会干扰肠道对钙的吸收，加速骨丢失。美国一项研究表明，饮用含咖啡因和不含咖啡因的可乐均可能与低骨密度相关，但含咖啡因的可乐引起骨骼损害似乎更严重。

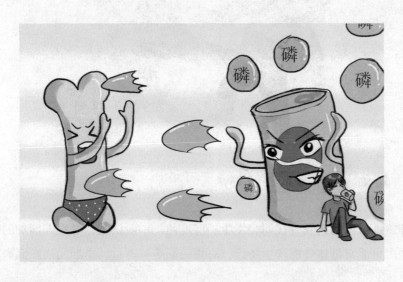

肥胖与骨质疏松症有关吗

肥胖症与骨质疏松症是两种常见的内分泌疾病。肥胖是由于脂肪摄入过多或机体代谢改变而导致体内脂肪积聚过多的一种慢性代谢性疾病。骨质疏松症是以骨量减少、骨微观结构破坏，致使骨脆性增加且易发生骨折的一种全身性骨骼疾病。流行病学调查和基础研究表明，肥胖和骨质疏松症有一定联系，两者存在多种重要分子和细胞信号通路。

骨细胞分泌多种细胞因子影响胰岛素的敏感性；脂肪细胞合成细胞因子调节成骨细胞分化。肥胖和骨质疏松症受多种遗传因素调节，体脂含量与骨密度有高度的表型相关性，但遗传相关性的特定基因区域尚不明确。在肥胖的形成过程中，与体重相关的许多激素与骨量有关，如雌激素、瘦素、脂联素、胰岛素等，都对骨密度有不同程度的影响。除了上述因素外，胃肠道分泌的胃饥饿素也参与调节骨代谢。环境、饮食等因素也会影响两者的关系。肥胖症患者发生骨折风险要高于体重正常者，同时肥胖常伴有糖尿病，更容易发生骨折。总之，保持正常的体重才是关键。

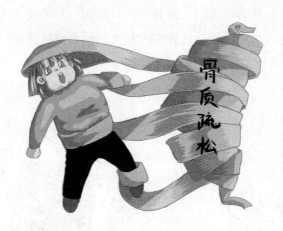

 ## 孕妇更容易发生骨量丢失吗

妊娠期母体的钙和骨代谢会发生一些变化。一般认为，妊娠期增加的对钙的生理需求可能对母体骨骼产生持续、有害的影响。不过，早期的横断面研究和流行病学调查并未发现妊娠与骨量丢失的关联。相反，妊娠期间的高雌激素血症和体重增加均对骨骼有保护作用。但是，由于孕妇普遍存在维生素 D 缺乏，影响肠钙的吸收，故必须保证充足的维生素 D 和元素钙的摄入，才能阻止骨量的丢失。由于妊娠的特殊性，孕妇可能不会进行骨密度检测，故诊断骨质疏松症有一定困难。为预防妊娠期骨量的丢失，女性应在备孕时排除可能引起骨质疏松症的潜在病因，并在妊娠期补充推荐剂量的钙和维生素 D。

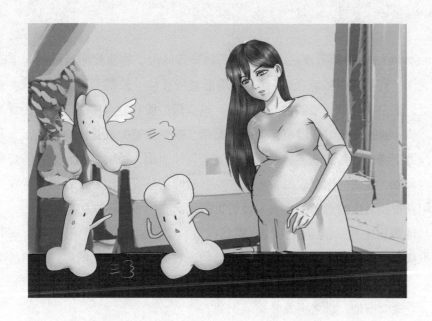

 ## 青少年会得骨质疏松症吗

骨质疏松症被称为"具有老年期影响的儿科疾病"。2007 年在蒙特利尔召开的国际临床骨密度测量学会（International Society for Clinical Densitometry, ISCD）达成儿童骨质疏松症的共识：如果儿童有一个腰椎骨密度低于同年龄、同性别儿童均值 2 个标准差且发生过一次主要部位的脆性骨折，就可诊断为骨质疏松症。因此，儿科不再以单纯骨密度测定作为骨质疏松症的诊断依据。

儿童骨质疏松症可由原发性和继发性骨丢失引起。原发性骨质丢失，包括基因突变和酶缺乏，使胶原蛋白合成障碍和（或）骨矿物质丢失增加。继发性骨丢失是机体对各种急、慢性疾病应激反应的结果，如青少年特发性骨质疏松症、类风湿关节炎、炎症性肠病、肺囊性纤维化、胆汁淤积性肝病、乳糖不耐受、1型糖尿病、慢性肾衰竭、糖皮质激素诱导的骨质疏松症等。

 ## 药物性骨质疏松症是怎么回事

8.6%~17.3%的骨质疏松症是由于药物导致体内矿物质代谢紊乱引起，临床上称之为"药物性骨质疏松症"，糖皮质激素居首位。长期大剂量使用糖皮质激素可促进蛋白质分解，增加钙、磷排泄，减少蛋白质和黏多糖的合成，使骨基质形成障碍；抑制成骨细胞增殖，促进其凋亡，减少骨骼中成骨细胞数量，导致骨生成能力下降，成骨细胞不能正常聚集到骨侵蚀表面，被破骨细胞吸收的骨面无法及时修复，使骨代谢呈现低骨形成和高骨吸收的状况。国外学者研究发现，长期服用糖皮质激素的患者发生自发性骨折的比例高达8.3%~17.9%。

其他药物还包括抗癫痫药物、甲状腺素、含铝的抗酸剂、化疗药物和肝素等。甲状腺素是引起骨质疏松症的常见药物，它与生长激素协同促进骨骼的生长和成熟，但若过量则会造成钙、磷转运失衡，呈现负钙平衡状态，从而引起骨骼脱钙、骨吸收增加，最终引发骨质疏松症。

 ## 哪些疾病会导致骨质疏松症

内分泌代谢疾病

甲状旁腺功能亢进症、库欣综合征、甲状腺功能亢进症、性腺功能减退、女性卵巢切除后、严重的糖尿病、神经性厌食、腺垂体功能减退症、垂体瘤、肾上腺皮质功能减退症等。

• 消化系统疾病

胃大部切除后、炎症性肠病、吸收消化不良综合征、原发性胆汁性肝硬化、空肠－回肠吻合术后、慢性活动性肝炎、肝硬化、慢性胰腺炎等。

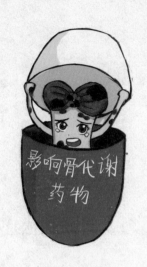

• 风湿免疫性疾病

类风湿关节炎、系统性红斑狼疮、皮肌炎、硬皮病、干燥综合征等。

• 肾脏及肾小管疾病

慢性肾炎、慢性肾功能衰竭、肾小管性酸中毒、肾移植术后、血液透析与腹膜透析等。

• 营养性疾病

蛋白质－热能营养不良症、维生素缺乏、微量元素缺乏、长期静脉营养支持等。

• 血液系统疾病

白血病、淋巴瘤、多发性骨髓瘤、再生障碍性贫血等。

• 神经肌肉系统疾病

痴呆、脑卒中后肢体瘫痪、重症肌无力、多发性硬化、脑瘫等。

小贴士

骨骼的"蛀虫"非常多，有一些是可以避开的，比如盲目减肥、缺少日晒、缺乏锻炼、吸烟、过量饮酒、过量饮用咖啡和浓茶等；而有一些是自己没有办法改变的，比如遗传、体内激素水平变化、患有某些影响骨骼健康的疾病等。当然，您没有必要因此忐忑不安，您可以从自己能够改变的方面先着手，把"无能为力"的部分交给专科医生，让医生帮助您最大限度地维持住骨骼的健康。

4

骨质疏松症的危害

 ## 骨质疏松症有哪些危害

• 骨折发生率高

骨质疏松症最常见的并发症是骨折。轻微外力（如咳嗽等）就可导致患者发生脊柱或肋骨骨折。

• 致残、致死率高

老年人骨折可引发或加重心脑血管疾病，导致肺部感染、压疮等多种并发症，严重危害老年人的健康，甚至危及生命。老年人发生髋部骨折后1年内，死于各种合并症者高达20%；而在存活者中，约50%致残，生活不能自理，生活质量明显下降。

• 影响生活质量

一旦发生骨质疏松性骨折，如脊柱骨折会导致驼背畸形等、髋部骨折会导致卧床不起等，就会严重影响患者的生活质量。

• 经济负担重

骨质疏松症及骨质疏松性骨折的治疗和护理需要投入巨大的人力和物力，治疗费用高昂，会给患者本人、家庭和社会带来较大的经济负担。

骨质疏松性骨折有哪些特点

骨质疏松性骨折，即俗称的"脆性骨折"，是指在站立高处或者较低处跌倒后发生的骨折，大多发生在日常生活中。

• 性别差异大

女性在 50 岁以后由于雌激素水平迅速下降而发生骨质疏松症，大多数男性多在 65 岁以后才会出现骨质疏松症。因此，女性发生骨质疏松性骨折的时间比男性早，发病率也明显高于男性。

统计显示：全球 72% 的髋部骨折发生在女性，女性髋部骨折的发生率是男性的 2 倍，这与女性的低骨量和跌倒发生的高频率密切相关。

• 骨折愈合速度慢

骨质疏松性骨折主要发生于 50 岁以上的中老年人。由于老年人各器官、组织结构与功能随年龄增长逐渐衰老，钙营养水平、维生素 D 水平较低，活动量减少，老年女性雌激素水平低下，故一旦发生骨质疏松性骨折，愈合一般较慢。另外，骨折后需要较长时间的卧床休息，不仅会加重钙质流失，影响骨折愈合速度，也极易诱发肺部感染、泌尿系统感染、压疮、下肢静脉栓塞等并发症。

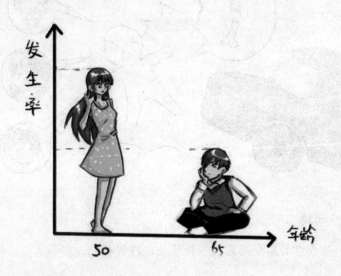

● 患者年龄较大

骨质疏松性骨折主要发生于 50 岁以上女性和 70 岁以上男性，而外伤性骨折可发生于任何年龄人群。

● 骨质疏松性骨折容易再次发生

发生过一次脆性骨折后，如果不及时有效地用抗骨质疏松症药物治疗，再次发生骨折的风险显著增加。所以，很多患者多次发生骨折，尤其是胸椎或腰椎。

骨质疏松性骨折主要发生于哪些部位

● 髋部

包括股骨颈和转子间骨折，是危害最大、死亡率最高的骨质疏松性骨折。

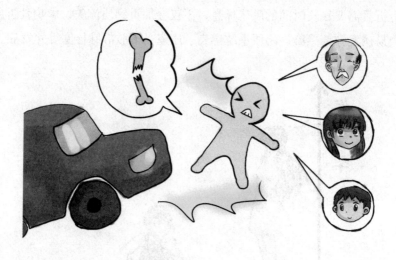

● 胸椎、腰椎

胸、腰椎压缩性骨折是最常见的骨质疏松性骨折部位。

正常骨骼　　　　　骨质疏松性骨骼

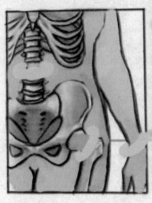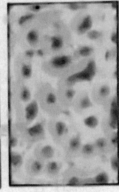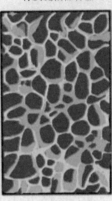

• 肱骨上端及尺、桡骨远端

尺、桡骨远端骨折，也就是手腕部骨折以及上臂近端骨折，是常见的骨质疏松性骨折部位。

小贴士

骨质疏松症干预的最主要目标就是预防脆性骨折的发生，一旦发生骨折，不仅影响生活质量、加重经济负担，而且致残率、致死率都很高。因此，无论是骨质疏松专科医生还是骨科医生，在遇到一名脆性骨折患者的时候都会感到十分惋惜。积极学习骨质疏松症小知识，发现问题及时就诊，让自己获得早期诊断和早期治疗非常重要。

5

主要症状

 骨质疏松症的常见症状有哪些

疼痛、脊柱变形和发生脆性骨折是骨质疏松症最典型的临床表现。但许多骨质疏松症患者早期常无明显的症状，往往在骨折发生后经 X 线或骨密度检查时才发现有骨质疏松症。

• 疼痛

患者可有腰背疼痛或周身骨骼疼痛，负荷增加时疼痛加重或活动受限，严重时翻身、起立及行走有困难。

• 脊柱变形

骨质疏松症严重者可有身高缩短和驼背、脊柱畸形和伸展受限。胸椎压缩性骨折会导致胸廓畸形，影响心肺功能。腰椎骨折可能会改变腹部解剖结构，引起便秘、腹痛、腹胀、食欲减低和过早饱胀感等。

• 骨折

脆性骨折是指低能量或非暴力骨折。常见部位为胸、腰椎，髋部，桡、尺骨远端和肱骨近端。其他部位也可发生骨折。发生过一次脆性骨折后，再次发生骨折的风险明显增加。

骨质疏松症是"悄无声息"的流行病

◆ 骨质疏松症的发病及发展是个较为缓慢的过程。

◆ 在发生严重并发症（如骨折）前，骨质疏松症很可能没有疼痛或其他症状。

◆ 虽然没有明显不适的感觉，但骨质疏松症却一直在逐渐加重。大多数患者是在发生了脊柱、髋部和腕部骨折后，才被诊断。

腰酸背痛就是骨质疏松症吗

腰酸背痛可能预示着多种疾病，如腰椎病、肾脏系统疾病、消化系统疾病、妇科疾病、风湿免疫系统疾病以及腰肌劳损等。

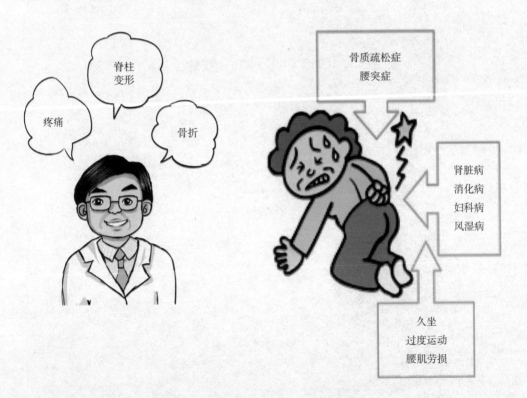

小贴士

骨质疏松症是一种"悄无声息"的疾病，往往在发生脆性骨折后或者在接受骨骼X线检查、骨密度检查时才被发现。少部分患者可以出现疼痛、脊柱变形等症状，但这些症状都不是特异的，有了这些症状不一定就是得了骨质疏松症，一定要经专科医生判断后才能明确。

6

早期诊断

 如何早期发现骨质疏松症

• 骨密度检测

测量骨密度主要有两种方法：一是测量中轴骨骨密度，如双能 X 线吸收仪（DXA）和定量计算机断层扫描仪（QCT），主要测量腰椎和髋部的骨密度；二是测量外周骨骨密度，如外周型定量计算机断层扫描仪（pQCT）和定量超声波骨强度仪（QUS），主要测量桡骨、跟骨和指骨等。其中，双能 X 线吸收仪是目前技术最成熟的测量方法，也是诊断骨质疏松症的"金标准"。

• 验血有助于诊断骨质疏松症吗

血钙、血磷、碱性磷酸酶、肝肾功能、甲状旁腺素（PTH）、25- 羟基维生素 D [25（OH）D]、红细胞沉降率（血沉）、血尿常规等检测指标，虽然对诊断骨质疏松症没有帮助，但具有重要的鉴别诊断价值，有助于排除继发性骨质疏松症。血清骨转换生化指标的测定（β–CTX 和 P I NP）虽然不能诊断骨质疏松症，但仍具有重要意义：对于未治疗的患者，可预测骨量丢失的速率，并可预测骨折风险；对于接受药物治疗的患者，可反映药物治疗的效果。

• 超声测骨密度是有用的筛查手段

超声骨密度测量受到骨骼的矿物质含量等多种因素影响，检测结果不能作为骨质疏松症的诊断标准，但可以作为社区筛查骨质疏松症高危人群的手段。若超声骨密度检测值低，应进一步行双能 X 线吸收仪检查，以求明确诊断。

骨质疏松症的诊断标准是什么

临床上用于诊断骨质疏松症的通用标准是：发生了脆性骨折和（或）骨密度低下。

• 脆性骨折

脆性骨折是指非外伤或轻微外伤发生的骨折，是骨强度下降的表现，也是骨质疏松症的最终结果和并发症。发生了脆性骨折（主要指脊柱、髋部或桡骨远端骨折），即可诊断为骨质疏松症。

• 骨密度

临床上将骨密度（bone mineral density，BMD）测量作为诊断骨质疏松症、预测骨质疏松性骨折风险、监测自然病程及评价药物干预疗效的最佳定量标准。世界卫生组织（WHO）推荐的基于双能 X 线吸收测定法（DXA）的诊断标准是：骨密度值低于同性别、同种族正常成年人骨峰值不足 1 个标准差，为正常；降低 1~2.5 个标准差，为骨量低下（骨量减少）；降低大于或等于 2.5 个标准差，为骨质疏松症；符合骨质疏松症诊断标准同时伴有 1 处或多处脆性骨折时，诊断为严重骨质疏松症。

骨密度通常用 T-score（T 值）表示。T 值 =（测定值—骨峰值）/ 正常成人骨密度标准差。

基于骨密度测定的诊断标准表

诊　断	与健康人骨峰值比较	T 值
正常	BMD ＞ —1SD	＞ —1
骨量低下	—2.5SD＜BMD ≤ —1SD	—2.5～—1
骨质疏松症	BMD ≤ —2.5SD	≤ —2.5
严重骨质疏松症	骨质疏松症 + 骨折	≤ —2.5

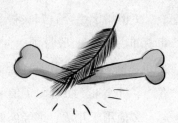

T值用于绝经后妇女和 50 岁以上的男性的骨密度水平。儿童、绝经前妇女和 50 岁以下男性，骨密度水平用Z值表示。Z值 =（测定值—同龄人骨密度均值）/ 同龄人骨密度标准差。

 ## 骨密度检查报告怎么看

患者平躺于检查床上，5 分钟内即可完成骨密度检测。一份双能 X 线骨密度检查报告通常包含以下四部分内容：

◆ 受检查者基本信息：姓名、性别、种族、年龄。

◆ 测量部位影像：可以观察到是否有压缩骨折、是否侧弯、是否有退行性改变等。

◆ 函数图：X 轴为年龄、Y 轴为 BMD。

◆ 数字结果：BMD（g/cm^2）、BMC（g）、面积（cm^2）、T值及Z值等。

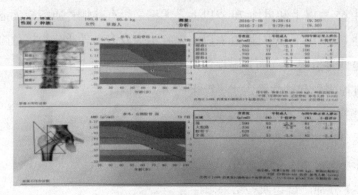

骨密度检查报告单

T值 =（BMD 测定值—正常同性别人群峰值 BMD）/ 正常同性别峰值人群骨密度标准差；Z值 =（BMD 测定值—健康同龄同性别人群 BMD）/ 同龄同性别人群骨密度标准差。

原发性骨质疏松症主要参照T值评分。继发性骨质疏松症及可能导致低骨量的非骨质疏松症原因，更注重Z值评分。

T 值用于绝经后妇女和 50 岁以上男性的骨质疏松症的诊断。根据 WHO 的诊断标准，$L_1 \sim L_4$、股骨颈、全髋部这 3 个部位中有 1 个部位的骨密度 T 值 $\leqslant -2.5$，即可诊断为骨质疏松症（但无法通过 T 值鉴别骨质疏松症和其他低骨量骨病）。T 值 > -1 骨量为正常，T 值 $-2.5 < BMD \leqslant -1$ 骨量为减少。

Z 值用于儿童、绝经前妇女和 50 岁以下男性，Z 值不能用于骨质疏松症的诊断。Z 值 $\leqslant -2.0$ 应当解释为低于同龄人骨密度范围；Z 值 > -2.0 应当解释为在同龄人骨密度范围内。

> 特别提醒：不同骨密度仪所测得的骨密度值无可比性。也就是说，第一次在哪家医院做了骨密度检查，第二次随访也应该在同一家医院的同一台机器上做，数据才有可比性。

 ## 哪些人需要做骨密度检查

- 女性 65 岁以上和男性 70 岁以上，无论是否有其他骨质疏松症危险因素。
- 女性 65 岁以下和男性 70 岁以下，有 1 个或多个骨质疏松症危险因素。
- 有脆性骨折史或（和）脆性骨折家族史的男、女成年人。
- 各种原因引起的性激素水平低下的男、女成年人。
- X 线摄片已有骨质疏松改变者。
- 接受骨质疏松治疗、进行疗效监测者。
- 有影响骨代谢疾病或使用影响骨代谢药物史。
- IOF 1 分钟测试题回答结果阳性者。
- OSTA 结果 $\leqslant -1$。

 ## 骨密度检查的频率如何确定

建议每年做 1 次骨密度检测，继发性骨质疏松症患者可以每半年检测 1 次。

如何判断骨质疏松症的病因

骨质疏松症可由多种病因导致。在诊断原发性骨质疏松症前，一定要重视排除其他影响骨代谢的疾病，以免发生漏诊和误诊。

需要鉴别的疾病包括影响骨代谢的内分泌疾病（性腺、肾上腺、甲状旁腺及甲状腺疾病等）、类风湿关节炎等风湿免疫系统疾病、影响钙和维生素 D 的吸收和调节的肠道和肾脏疾病、多发性骨髓瘤等恶性肿瘤、长期服用糖皮质激素或其他影响骨代谢的药物，以及各种先天和获得性的骨代谢异常疾病。

基本检查项目

◆ 骨骼 X 线片：关注骨骼影像学的改变和疾病的关系。

◆ 实验室检查：血、尿常规，肝肾功能，血钙、磷，碱性磷酸酶，血清蛋白电泳等。原发性骨质疏松症患者的血钙、磷和碱性磷酸酶值通常在正常范围，有骨折时，血碱性磷酸酶值水平会有轻度升高。

酌情检查项目

为进一步鉴别诊断，可有选择性地进行以下检查：血沉、性腺激素、25 (OH) D、甲状旁腺激素、尿钙和磷、甲状腺功能、皮质醇、血气分析、血尿轻链、肿瘤标志物、放射性核素骨扫描、骨髓穿刺或骨活检等检查。

骨转换生化标志物

骨转换生化标志物是骨组织本身的代谢（分解与合成）产物，简称骨标志物，分为骨形成标志物和骨吸收标志物两种。前者代表成骨细胞活动和骨形成时的骨代谢产物，后者代表破骨细胞活动和骨吸收时的代谢产物，特别是骨基质降解产物。这些指标的测定有助于进行干预措施的选择以及疗效监测等。

骨形成标志物包括：血清碱性磷酸酶（ALP）、骨钙素（OC）、骨源性碱性磷酸酶（BALP）、Ⅰ型原胶原 C 端前肽（PICP）、Ⅰ型原胶原 N 端前肽（PICP）。骨吸收标志物包括：空腹 2 小时尿钙/肌酐、血清抗酒石酸酸性磷酸酶（TPACP）、

Ⅰ型胶原 C 末端肽（CTX）等。

国际骨质疏松基金会（IOF）推荐：血清Ⅰ型原胶原 N 端前肽（PICP）和Ⅰ型胶原 C 末端肽（CTX）是敏感性相对较好的骨转换生化标志物。

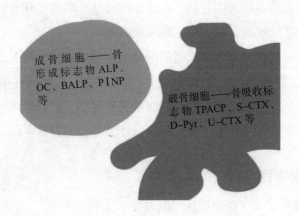

成骨细胞——骨形成标志物 ALP、OC、BALP、PINP 等

破骨细胞——骨吸收标志物 TPACP、S–CTX、D–Pyr、U–CTX 等

小贴士

骨质疏松症的诊断目前主要依赖于脆性骨折病史和骨密度的检测。需要注意的是，骨密度检测的方法并不少，但只有双能 X 线吸收仪所测得的骨密度被作为目前诊断骨质疏松症的"金标准"，而社区医院常用的超声测量仅能作为一种筛查手段。当然，并不是所有人都需要做骨密度检查，您可以对照文中提到的条目进行简单的判断。骨质疏松症可以有多种病因导致，因此除了完成骨密度检测外，还需要在专科医生的指导下完善包括骨转换标志物在内的一系列检查，以避免误诊，同时也有利于后续制订更为有效的治疗方案。

7

预防策略

 ### 骨质疏松症可以预防吗

骨质疏松症最严重的后果是全身多部位的骨折，严重影响患者的日常生活功能及心理状态，甚至会威胁到患者的生命。相对于骨质疏松症的治疗，预防更为现实和重要。骨质疏松症的预防包括一级预防和二级预防。一级预防主要是针对尚无骨质疏松症但存在骨质疏松症危险因素的人群，防止或延缓其发展为骨质疏松症并避免发生第一次骨折；二级预防是指已有骨质疏松症（T值≤—2.5）或已发生过脆性骨折者，其预防和治疗的目的是避免发生骨折或再次骨折。

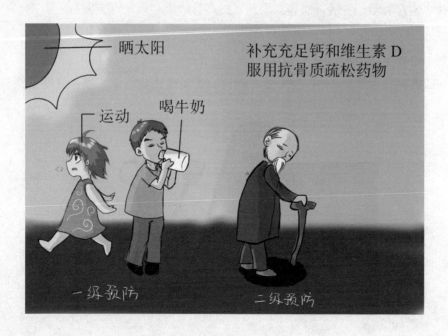

晒太阳
补充充足钙和维生素 D
服用抗骨质疏松药物
运动
喝牛奶
一级预防
二级预防

提高骨峰值有助于延缓骨质疏松症发生

骨骼发育与身体发育同步，骨量的累积是动态的持续过程，大多数人是在35岁左右达到一生中的最大骨量，即峰值骨量。峰值骨量的高低与骨质疏松症的发生有密切关系。研究表明，人的骨量由三方面因素决定：骨发育成熟期达到的骨量峰值、中年期骨量的维持及中老年的骨量丢失速度。也就是说，骨量峰值是人体钙元素的最大储备量，我们用生命的小部分时间去储存，大部分时间在消耗。骨量峰值越高，发生骨质疏松症及骨质疏松性骨折的可能性就越低。因此，提高骨量峰值可以延缓骨质疏松症的发生。

 ## 如何提高骨峰值

骨量峰值受到多种因素的影响，并具有明显的个体差异。其中，有些因素是不可改变的，如遗传、种族、性别等。还有一些因素是我们自身可以控制的，如饮食、体育活动、生活习惯等。因此，提高骨峰值必须从可控因素入手。

·饮食

成熟期骨重量的 60%~70% 是矿物质，主要由钙盐组成，摄入含适量钙和维

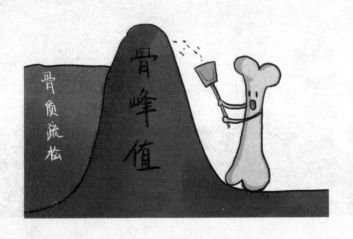

生素 D 的人，骨量峰值更高。目前中华医学会骨质疏松和骨矿盐疾病分会发布《原发性骨质疏松症诊疗指南（2017）》中指出，根据 2013 版中国居民膳食营养素参考摄入量建议，成人每日钙（元素钙）推荐摄入量为 800 mg，50 岁及以上人群每日钙推荐摄入量为 1 000～1 200 mg。尽可能通过饮食摄入充足的钙，饮食中钙摄入不足时可给予钙剂补充。营养调查显示我国居民每日膳食摄入元素钙约 400 mg，故每天尚需补充元素钙约 500 mg，钙剂选择需考虑其钙元素含量、安全性和有效性。

• 体育活动

运动和锻炼对骨骼有积极的影响。在保证适量钙摄入的情况下，体育锻炼对骨密度的作用甚至超过钙的摄取。指南中建议进行有助于骨健康的体育锻炼和康复治疗。运动可改善机体敏捷性、力量、姿势及平衡等，减少跌倒风险。运动还有助于增加骨密度，适合于骨质疏松症患者的运动包括负重运动及抗阻运动。推荐规律的负重及肌肉力量练习，以减少跌倒和骨折风险，肌肉力量练习包括重量训练，其他抗阻运动及行走、慢跑、太极拳、瑜伽、舞蹈和乒乓球等运动，应循序渐进、持之以恒。骨质疏松症患者在开始新的运动训练前应咨询临床医生，进行相关评估。

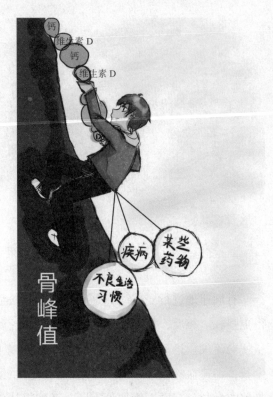

• 健康状况与生活习惯

内分泌紊乱、严重疾病、长期服用某些药物（如糖皮质激素等）可降低骨量，吸烟和过度饮酒等不良生活方式也对骨密度有负面作用。

饮食有助于预防骨质疏松症吗

　　骨组织是由胶原纤维、其他蛋白质，以及结合在其中的矿物质组成。只有通过饮食摄入充足的骨组织代谢所需物质，才能有效预防骨质疏松症的发生。钙和磷是骨矿物质的主要成分，这些矿物质在骨骼中沉积得越多，骨骼就会变得越强壮。骨质疏松症预防措施中的第一条就指出：进食富含钙、低盐和适量蛋白质的膳食，膳食结构应合理，钙和磷最佳比例为 (1~1.5)：1。蛋白质应适量，因为蛋白质不足可致骨胶原含量、骨矿物质含量、骨强度降低，但持续高蛋白质饮食又可致尿钙排泄增加，最终导致"负钙平衡"，诱发骨质疏松症。指南指出要加强营养，均衡膳食。建议摄入富含钙、低盐和适量蛋白质的均衡膳食，推荐每日蛋白质摄入量为 0.8~1.0 g/kg，并每日摄入牛奶 300 mL 或相当量的奶制品。

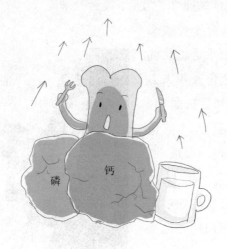

 ## 多运动有助于预防骨质疏松症吗

　　有规律地进行身体锻炼是防治骨质疏松症的最佳方法。多做运动，骨骼会变得更强壮。相反，如果不做运动，骨骼缺乏所需的压力，成骨速度比破骨慢，骨量便会流失。运动对骨骼的作用主要包括以下几个方面：①经常运动可刺激骨骼生长，加速血液循环，增加骨组织的养分供给。②运动中肌肉收缩和直接作用于骨骼的牵拉，有助于增加骨密度。③如果从事户外运动，还能接受更多阳光，促进维生素 D 的合成，促进肠道对钙的吸收。运动不仅能预防骨质疏松症，对骨质疏松症患者而言，运动也是有益的。适宜的运动锻炼能减轻因骨质疏松症引起的疼痛，提高患者的身体活动能力。

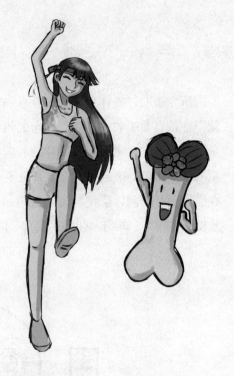

多喝牛奶可以预防骨质疏松症吗

奶类是一种营养成分齐全、比例适宜、易被消化吸收、营养价值高的天然食品，主要提供优质蛋白质、维生素 A、维生素 B_2 和钙。牛奶中富含钙、磷、钾，且容易被人体吸收，是最好的天然钙源。

骨峰值是人体获得的最大骨密度值，通过骨峰值可以对骨质疏松症进行预测分析。骨峰值一般出现在 30~35 岁，有研究表明，在未达骨峰值之前，牛奶摄入量的增加，是有助于骨量提高的；当到达骨峰值之后，饮用牛奶人群的骨密度值下降趋势比不饮用牛奶者明显减缓。由此可见，多喝牛奶对骨密度有一定影响，虽然不能作为治疗骨质疏松症的方法，但可以延缓骨钙的流失、延迟或预防骨质疏松症的发生。

骨峰值

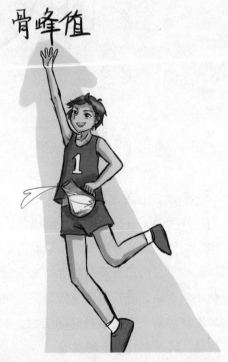

钙片吃得越多越好吗

研究表明，机体处理钙剂存在一定的阈值，即超过机体的处理能力后，钙剂就不能被有效吸收与利用，多余的钙就会进入血液，引起高钙血症，对机体造成危害。因此，大家在服用钙片前，应先了解每片钙片的含钙量，再与每日推荐钙摄入量做比较，确定每天应该服用多少钙片，从而避免高钙血症和高尿钙的发生。在服用钙片期间，应定期监测血钙和尿钙，酌情调整剂量。由此可见，钙片并非吃得越多越好，只有"供需平衡"，才能达到最佳补钙效果。

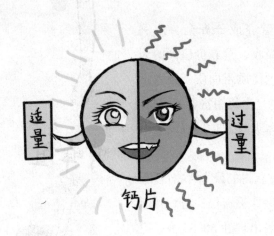

绝经后女性如何预防骨质疏松症

◆ 调整生活方式：①摄入富含钙、低盐和适量蛋白质的均衡膳食。②注意适当户外活动，进行有助于骨健康的体育锻炼和康复治疗。③避免吸烟、酗酒，慎用影响骨代谢的药物等。④采取防止跌倒的各种措施。

◆ 尽早防治骨质疏松症，必要时可采用药物治疗：启动雌激素替代治疗，避免雌激素缺乏诱发的快速骨丢失。如果合并较严重的骨丢失或骨质疏松症，可以考虑使用防治骨质疏松症的药物，如选择性雌激素受体调节剂（SERMs）、双膦酸盐、降钙素、特立帕肽等。

雌激素替代治疗注意事项

• 适应证

更年期症状严重，影响生活质量；手术或疾病引起卵巢功能过早衰竭；具有骨质疏松症的高危因素。

• 禁忌证

原因不明的阴道出血、子宫内膜增生；已知或怀疑患有乳腺癌及与性激素相关的恶性肿瘤；最近 6 个月内发生过静脉或动脉血栓性疾病；严重肝肾功能障碍；患有血卟啉症、耳硬化症、系统性红斑狼疮；与孕激素相关的脑膜瘤等。

• 定期复查

治疗启动后 6~8 周复查 1 次，以后每 3~6 个月复查 1 次，了解疗效、顺应性及副作用。监测指标包括：血压、体重、血脂、盆腔、肝胆超声检查等。如果在治疗过程中出现不规则阴道流血，应进行盆腔检查，通过阴道超声了解子宫内膜厚度，必要时应进行内膜活检及诊断性刮宫，排除子宫内膜过度增生或子宫内膜癌。若出现安全性问题，应及时调整雌激素剂量或停止使用，并密切随访，直至指标恢复正常。

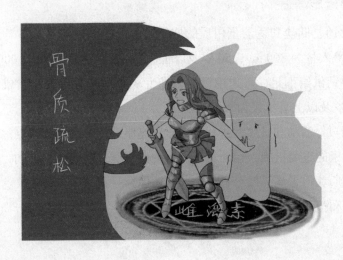

骨量减少者如何延缓病情进展

骨量低下或骨量减少（基于骨密度测定的诊断标准）的定义是，骨密度值低于同性别、同种族正常成年人骨峰值 1~2.5 个标准差。正常成年人由骨量正常发展为骨质疏松症，其间必然经历骨量减少的过程。

要预防骨量减少向骨质疏松症方向发展，首先要最大限度地增加年轻时的骨密度，其次要减慢晚年骨丢失的速度。骨量减少患者如果合并骨质疏松性骨折的危险因素，应尽可能去除这些危险因素，必要时可考虑使用抗骨质疏松症的药物。

 ## 骨质疏松症患者如何预防病情加重

骨质疏松症患者一旦发生骨折，生活质量下降，可出现各种合并症，甚至致残或致死。骨质疏松症的二级预防主要针对已有骨质疏松症，$T \leqslant -2.5$ 或已发生过脆性骨折者，预防和治疗的最终目的是避免发生骨折或再次骨折。骨质疏松症的完整防治策略包括基础措施、药物干预及康复治疗。

基础措施

◆ 富含钙、低盐和适量蛋白质的均衡膳食。中国营养学会推荐成人每日钙（元素钙）摄入量为 800 mg，50 岁及以上人群每日钙摄入量为 1 000~1 200 mg。如果饮食中钙供给不足，可选用钙剂。维生素 D 的推荐摄入量，成年人为每天 400 U，65 岁及以上老年人为每天 600 U。

◆ 适当户外活动和日照，进行有助于骨健康的体育锻炼和康复治疗。运动是保证骨骼健康的重要措施，运动对不同年龄段人群骨骼的作用不同，儿童期增加骨量，成人期获得骨量并保存骨量，老年期保存骨量并减少骨丢失。运动可以从提高骨密度和预防跌倒两方面来预防脆性骨折。

◆ 避免吸烟、酗酒，慎用影响骨代谢的药物；采取防止跌倒的各种措施，注意是否存在增加跌倒风险的疾病；加强自身和环境的保护措施的实施，包括使用各种关节保护器等。

• 药物干预

抗骨质疏松症药物有多种，作用机制各不相同，主要分为抑制骨吸收和促进骨形成两大类，另外还有一些具有多重作用机制的药物。

如何预防骨质疏松性骨折

虽然现在还没有关于骨质疏松性骨折的统一定义，但通常认为它是一种发生在站立位时的低冲击性、低能量性骨折，好发的部位包括前臂、脊柱和髋部骨折。其特点是女性高发，发生率随年龄增长而升高，且多发生在骨小梁含量高的部位。事实上，肱骨、骨盆、肋骨和胫骨等部位的骨折也与低骨密度相关。预防骨质疏松性骨折的主要措施包括尽可能减少骨折相关危险因素，同时积极开展骨质疏松症的防治。

骨质疏松性骨折的主要危险因素包括：跌倒、低骨密度、既往脆性骨折史、年龄＞65岁、有骨折家族病史。应采取预防跌倒、加强锻炼、增加肌力、提升骨密度等措施进行干预。

骨质疏松性骨折的次要危险因素包括：吸烟、酗酒、体重过低、性腺功能减退、早绝经（＜45岁）、长期营养不良、影响骨代谢药物使用史（糖皮质激素、肝素、某些抗肿瘤药物等）、类风湿关节炎、甲状腺功能亢进症、甲状旁腺功能亢进症等。因此鼓励戒烟酒、营养均衡、保证充足的钙剂及维生素 D 摄入，并对存在长期使用影响骨代谢药物的患者或者合并类风湿关节炎、甲状腺功能亢进症、甲状旁腺功能亢进症等患者进行早期筛查及早期干预。

小贴士

骨质疏松症的预防其实分为两部分：一是针对有危险因素但还没有发生骨质疏松症的人群；二是针对已经发生骨质疏松症或脆性骨折的人群。对不同的人群，我们有不同的目标和方法。对于第一类人群，我们希望他们不要发生或者不要那么早发生骨质疏松症，并且避免发生第一次脆性骨折；而对于第二类人群，我们希望他们不要发生骨折或再次骨折。尽可能避免危险因素、改变不良的生活方式、适当增加功能锻炼，以及增加钙剂和维生素 D 的摄入是两类人群实现预防目标的共同途径。而当危险因素难以去除，或已发生骨质疏松症或脆性骨折时，则需要在专科医生的指导下接受进一步的药物干预，必要时手术治疗骨折部位。

8

治疗策略

 治疗方法有哪些

- **基础措施**

调整生活方式：①摄入富含钙、低盐和适量蛋白质的均衡膳食。②适当户外活动，进行有助于骨健康的体育锻炼和康复治疗。③避免吸烟、酗酒，慎用影响骨代谢的药物等。④采取防止跌倒的各种措施。⑤加强自身和环境安全的防护。

- **骨健康基本补充剂（钙剂和维生素 D）**

成人每日钙（元素钙）推荐摄入量为 800 mg，50 岁及以上人群每日钙推荐摄入量为 1 000~1 200 mg。应用钙剂治疗骨质疏松症应与其他药物联合使用，钙剂选择主要考虑安全性和有效性。维生素 D 有利于钙在胃肠道的吸收。成人推荐维生素 D 摄入量为 400 U（10 μg）/d，65 岁及以上老年人因缺乏日照以及摄入和吸收障碍常有维生素 D 缺乏，推荐摄入量为 600 U/d，可耐受最高摄入量为 2 000 U/d；用于骨质疏松症防治的剂量可为 800~1 200 U/d。应用维生素 D 时，应注意个体差异和安全性，定期监测血钙和尿钙，酌情调整剂量。

- **药物干预**

有如下几种情况的患者，建议接受正规的抗骨质疏松症药物治疗：

（1）发生椎体脆性骨折（临床有或无症状）或髋部脆性骨折者。

（2）DXA 骨密度（腰椎、股骨颈、全髋部或桡骨远端 1/3）T 值 $\leqslant -2.5$，

无论是否有过骨折。

（3）骨量低下者（骨密度：—2.5＜T值≤—1），具备以下两种情况之一：①发生过某些部位的脆性骨折（肱骨上段、前臂远端或骨盆）。②FRAX工具计算出未来10年髋部骨折概率≥3%或任何主要骨质疏松性骨折发生概率≥20%。

治疗骨质疏松症的药物包括：①抗骨吸收药物，如双膦酸盐类、降钙素类、选择性雌激素受体调节剂（SERMs）、雌激素类、地舒单抗等。②促进骨形成药物，如甲状旁腺激素类似物（特立帕肽）。③其他药物，如活性维生素D、中药、植物雌激素等。

外科治疗

骨质疏松症性骨折患者应进行良好的骨折复位，选择恰当、确切的内、外固定措施，并进行合理的功能练习，积极改善骨质疏松症。手术方式的选择要具体考虑骨折的部位、类型和骨质量，还要考虑患者的整体功能状态及预期生存年限，不强求解剖复位。

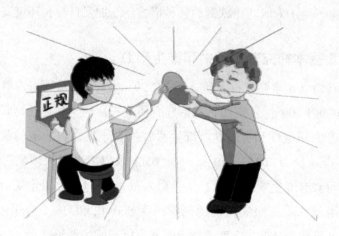

科学饮食不能少

骨质疏松症患者应保证富含钙、低盐和适量蛋白质的均衡膳食。

摄入充足的钙是骨质疏松症的基本防治措施。通过食物来增加钙的吸收是最好的方法。中华医学会骨质疏松和骨矿盐疾病分会2017年颁布的《原发性骨质疏松症诊疗指南》推荐成人每日钙（元素钙）摄入量为 800 mg，50 岁及以上人群每日钙摄入量为 1 000~1 200 mg。

富含钙的食物包括：乳类与乳制品，如牛奶、羊奶、乳酪、酸奶、炼乳；豆类与豆制品，如黄豆、毛豆、扁豆、蚕豆、豆腐、豆腐干、豆腐皮、豆腐乳等；鱼、虾、蟹及海产品，如鲫鱼、鲤鱼、鲢鱼、泥鳅、虾、虾米、虾皮、螃蟹、海带、紫菜、蛤蜊、海参、田螺等；肉类与禽蛋，如羊肉、猪脑、鸡肉、鸡蛋、鸭蛋、鹌鹑蛋、松花蛋等；蔬菜菌菇类，如芹菜、油菜、胡萝卜、萝卜缨、香菜、黑木耳、蘑菇等；水果与干果类，如柠檬、枇杷、苹果、桑葚、黑枣、杏仁、山楂、葡萄干、西瓜子、南瓜子、芝麻、花生、莲子等。

牛奶不仅含钙量高，其中的乳酸还能促进钙的吸收，是最好的天然钙源。虾米营养丰富，富含钙、磷等微量元素。油菜中的钙、铁含量都十分丰富。黑芝麻的补钙效果优于白芝麻。而菠菜、茭白、韭菜等含草酸较多，宜先用热水浸泡一会儿或用沸水烫一下，以免草酸与钙结合成难溶的草酸钙，影响钙的吸收。

维生素 D 有利于促进肠道对钙的吸收，成人推荐维生素 D 摄入量为 400 U（10 μg）/d，65 岁及以上老年人因缺乏日照以及摄入不足和吸收障碍常有维生素 D 缺乏，推荐摄入量为 600 U/d，可耐受最高摄入量为 2 000 U/d；用于骨质疏松症防治的剂量可为 800~1 200 U/d。动物性食品中含有少量天然维生素 D，如富含脂肪的鱼类（鲑鱼、鳟鱼、鲭鱼、金枪鱼、鳗鱼、三文鱼等）、动物肝脏、牛奶、鸡蛋、瘦肉等。

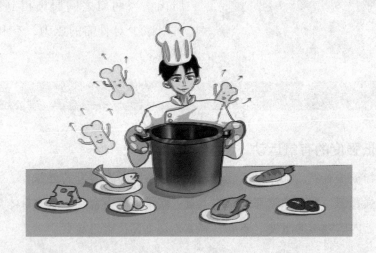

吸烟和过量饮酒都可能会导致骨质疏松症以及骨折的风险增加，骨质疏松症患者应避免吸烟、酗酒。

功能锻炼很重要

许多研究已经证实，运动有益于骨健康。有规律地进行身体锻炼是防治骨质疏松症的最佳方法。美国梅奥医学中心特别推荐了三种适用于骨质疏松症患者的锻炼方式：力量锻炼、中低强度的有氧运动和柔韧性锻炼。由于不同患者的骨质疏松症程度和发生骨折的危险程度不同，故在运动前，应向医生咨询，选择适合自己的锻炼方法。

• 力量锻炼

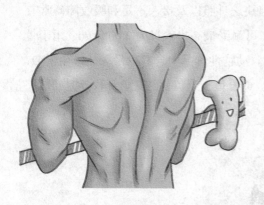

在医生指导下根据自身条件量力而行，包括自由举重、重力器械锻炼、弹力绳锻炼等。主要锻炼上背部肌肉，有助于加强手臂和脊柱肌肉的力量，并能直接起到减少骨骼内矿物质流失的作用。力量锻炼可以逐步拉伸背部肌肉，当两肩之间肌肉得到锻炼后，可以减少对骨骼的压力，有利于保持骨骼密度。

推荐运动：徒手或握轻哑铃进行力量锻炼，简单、方便、效果佳。

• 中低强度的有氧运动

通常指徒步有氧运动，包括散步、快步走、跳节奏缓慢的舞蹈等。这些运动能直接增强背部、臀部和腿部的肌肉力量，使骨骼能更合理地支撑身体重量，从而减少骨骼内矿物质的流失，还可以减少心脑血管疾病的发生。

推荐运动：游泳和水上有氧运动。尤其是水中行走，对骨质疏松症较严重或处于骨折恢复期的患者而言最为适宜。

简单的柔韧性锻炼

如弯曲、伸展、转动关节等。这些锻炼能增强关节的灵活性，有助于避免肌肉受伤。

上述运动宜每周进行 3~4 次，每次运动 30~50 分钟。力量练习每次 3~4 组，每组进行 10~20 次练习。

另外，骨质疏松症患者应注意避免下列运动：冲击性强的运动，如跳跃、跑步等高强度运动；需要前后弯腰的运动，如仰卧起坐、划船、触摸脚趾，以及打高尔夫球、打保龄球、做瑜伽等。

该用药时就用药

根据中华医学会骨质疏松和骨矿盐疾病分会 2017 年发布的《原发性骨质疏松症诊疗指南》，具备以下情况之一者，需要考虑药物治疗。

（1）发生椎体脆性骨折（临床有或无症状）或髋部脆性骨折者。

（2）DXA 骨密度（腰椎、股骨颈、全髋部或桡骨远端 1/3）T 值 ≤ —2.5，

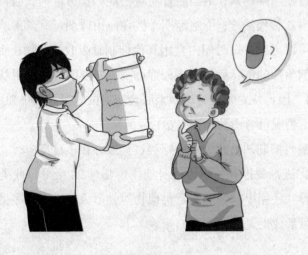

无论是否有过骨折。

（3）骨量低下者（骨密度：—2.5 < T值≤—1），具备以下情况之一：①发生过某些部位的脆性骨折（肱骨上段、前臂远端或骨盆）。②用 FRAX 工具（https://www.sheffield.ac.uk/FRAX/）计算出未来 10 年髋部骨折概率 ≥ 3% 或任何主要骨质疏松性骨折发生概率 ≥ 20%。

 ## 骨质疏松症的治疗原则

治疗骨质疏松症的药物主要分为骨健康基本补充剂和抗骨质疏松症药物。联合治疗包括上述两者（抗骨质疏松症药物和基本补充剂）的联合（"广义的联合治疗"）及单纯抗骨质疏松症药物的联合（"狭义的联合治疗"）。序贯治疗是基于对骨重建周期的认识、不同药物或干预措施的依次和周期使用。理想的联合治疗应该是两种或多种药物联合使用，产生尽可能多的叠加作用和协同作用，使疗效最大化，同时不增加副作用。

有关抗骨质疏松症药物的联合应用及序贯应用，目前临床上尚无相关指导标准。钙剂和维生素 D，包括活性维生素 D 及其类似物的联合应用是公认的。上述药物作为基础治疗药物，可分别与抗骨吸收药物、促骨形成药物或其他类型药物合用。常用的方案是在补充钙剂和维生素 D 的基础上加用双膦酸盐；若患者出现严重骨痛，可使用降钙素；绝经后骨质疏松症妇女可依据获益与风险比，权衡是否采用绝经激素替代治疗；围绝经期女性在应用低剂量雌激素的同时，骨量丢失较为显著者可以考虑在短时间内合用其他抑制骨吸收的药物；使用雌激素或雌激素受体调节剂治疗的绝经后骨质疏松症妇女，必要时可加用甲状旁腺激素类似物（特立帕肽），因为特立帕肽与雌激素联合应用的效果强于单独应用雌激素。

如出现以下情况可考虑药物序贯治疗：

◆ 某些骨吸收抑制剂治疗失效、疗程过长或存在不良反应时。

◆ 骨形成促进剂的推荐疗程为终身使用不超过 24 个月，此类药物停药后应序贯治疗。推荐在使用甲状旁腺激素类似物等骨形成促进剂后序贯使用骨吸收抑制剂，以维持骨形成促进剂所取得的疗效。

抗骨质疏松症的主要药物

骨质疏松症治疗药物一览表

作用机制	类　别	主要药物（方法）
基本补充剂	钙剂、维生素 D	—
抗骨吸收药	双膦酸盐类	阿仑膦酸钠、依替膦酸钠、伊班膦酸钠、利塞膦酸钠、唑来膦酸等
	降钙素类	鲑鱼降钙素和鳗鱼降钙素类似物
	选择性雌激素受体调节剂（SERMs）	雷洛昔芬等
	雌激素类	雌激素补充疗法和雌孕激素补充法
促骨形成药	甲状旁腺激素（PTH）及其类似物	—
兼有抗骨吸收和促骨形成的药物	锶盐、维生素 K_2 等	—

药物治疗疗程与注意事项表

药　物	疗　程	注意事项
双膦酸盐	相关研究表明，使用阿仑膦酸钠、利塞膦酸钠和伊班膦酸钠 1 年后，其提高骨密度和抗骨折的效果可以持续数年；疗程宜个体化，以不出现副作用为佳；避免无限制使用双膦酸盐，可以选择在适当阶段停药（药物假期）一段时间，定期随访骨密度和骨代谢指标变化，再决定是否需要继续用药。目前指南推荐口服双膦酸盐治疗 5 年、静脉双膦酸盐治疗 3 年后应对骨折风险进行评估，如为低风险，可考虑实施药物假期停用双膦酸盐，如骨折风险仍高可以继续使用双膦酸盐或换用其他抗骨质疏松症药物（如特立帕肽或雷洛昔芬）。患者在停药期间应定期随访，观察骨密度、骨代谢生化指标变化，再决定下一步的治疗方案	活动性胃溃疡及十二指肠溃疡、反流性食管炎患者慎用；患有严重口腔疾病或需要接受牙科手术者不宜使用；用药前需检查肾功能，肾功能异常者慎用；静脉输注含氮双膦酸盐可引起一过性发热、骨痛和肌痛等不良反应

（续表）

药物	疗程	注意事项
降钙素	疗程应视患者病情决定，一般使用不超过 3 个月	降钙素总体安全性良好，少数患者可出现面部潮红、恶心等不良反应，偶有过敏
雌激素类	绝经早期开始用（60 岁以前或绝经 10 年之内）受益更大。使用最低有效剂量	雌激素依赖性肿瘤（乳腺癌、子宫内膜癌）、血栓性疾病、不明原因阴道出血及活动性肝病和结缔组织病为绝对禁忌。子宫肌瘤、子宫内膜异位症、有乳腺癌家族史、胆囊疾病和垂体泌乳素瘤者属酌情慎用。定期进行（每年）安全性评估，特别是乳腺和子宫
选择性雌激素受体调节剂（SERMs）	—	现患有或既往患有静脉血栓栓塞性疾病者，包括深静脉血栓、肺栓塞和视网膜静脉血栓者不宜用；肝功能减退包括胆汁瘀积，肌酐清除率小于 35 mL/min 者不宜用；难以解释的子宫出血者，以及有子宫内膜癌症状和体征者不宜用；对雷洛昔芬或任何赋形剂成分过敏者潮热症状严重的围绝经期女性暂不宜用
甲状旁腺激素（PTH）	目前较公认的方案是使用 PTH1-34 20 μg/d，疗程不超过 2 年	并发畸形性骨炎、骨骼疾病放射治疗史、肿瘤骨转移及并发高钙血症者禁用；肌酐清除率小于 35 mL/min 者禁用；小于 18 岁的青少年和骨骺未闭合的青少年禁用；对本品过敏者禁用。严密监测血（尿）钙，并对钙和维生素 D 的补充进行严格控制
锶盐	—	不宜与钙和食物同时服用，以免影响药物吸收。禁忌证：伴有已确诊的缺血性心脏病、外周血管病和（或）脑血管疾病者，或伴有未控制的高血压者；肌酐清除率小于 30 mL/min 的重度肾功能损害者
活性维生素 D	不超剂量应用	治疗期间应注意监测血钙和尿钙，特别是同时补充钙剂者；肾结石患者慎用
维生素 K₂	—	不宜空腹服用；主要不良反应包括胃部不适、腹痛、皮肤瘙痒、水肿和转氨酶轻度升高；服用华法林者禁用

特别提醒：骨转换生化指标一般在药物治疗 1~6 个月后发生变化，通过监测该指标可了解药物治疗效果；每 6~12 个月系统观察中轴骨骨密度变化，有助于评价药物疗效。

骨质疏松症引起的骨痛如何治疗

骨痛尤其是腰背部疼痛，是骨质疏松症的常见症状，多表现为夜间腰背疼痛或静息痛，也可伴有小腿肌肉痉挛、四肢无力，一般疼痛在活动后加重。需要注意的是，骨质疏松症引起的腰背部疼痛，很多是由于胸椎或腰椎压缩性骨折导致，因此，对于腰背疼痛的患者，首先应该进行胸、腰椎 X 线正侧位平片检查，以明确是否存在骨折。对于骨质疏松症导致的骨痛，可以常规使用降钙素，降钙素不但可以抑制破骨细胞功能，能阻止骨量急性丢失，而且可以诱导下丘脑内啡肽的产生，因此发挥镇痛作用。其突出特点是对胸、腰椎压缩性骨折起疼痛具有显著疗效。治疗同时应监测血钙水平，足量补充钙和维生素 D，从而确保降钙素缓解疼痛的疗效。

部分患者在服用双膦酸盐过程中可能会出现一过性骨关节疼痛，这可能提示双膦酸盐治疗有效。由此可见，疼痛在骨质疏松症的发生、发展、诊断、治疗及预后的各个阶段，表现可能不一，不能片面地认为病变的轻重与疼痛有必然联系。

 ## 单纯补钙可以治愈骨质疏松症吗

骨质疏松症患者需要补充钙剂，但单纯补钙不能治愈骨质疏松。治疗骨质疏松症的药物主要分为骨健康基本补充剂和抗骨质疏松症药物。基本补充剂包括钙剂和普通维生素 D。钙剂应与维生素 D 同时补充，才能促进肠钙吸收，以及肾脏对钙、磷的重吸收，但作用相对较弱。骨质疏松症患者还应依据骨质疏松症发病机制，以钙剂和维生素 D 为基础，选择适当的抗骨质疏松症药物联合治疗，才能更有效地抑制骨吸收、促进骨形成，增加骨量，减少骨折的发生。

 ## 补钙会导致结石吗

肾结石以草酸钙结石多见。临床研究表明，钙摄入量高者，肾结石发生率低，因为膳食中的钙能够与肠道中的草酸结合成草酸钙，最终由粪便排出体外，尿中的草酸含量降低，形成肾结石的机会就会减少。既往的多项大型临床研究结果均证明摄入适量的钙是安全的，在不超过推荐剂量的前提下，钙摄入量越高，尿草酸盐浓度越低，肾结石形成的风险就越小。当然，24小时尿钙排泄过多或肾小管酸中毒导致尿液呈现碱性的患者，应慎用过多钙剂，以免增加肾结石的发生风险。

如何判断治疗效果

大型临床研究是通过观察是否减少了骨折的发生来判断防治骨质疏松症药物的疗效。但在临床工作中，特别是对某名患者而言，很难用是否发生骨折来判断，必须采用一些量化的指标来判断疗效。目前常用的方法是观察治疗前后骨质疏松症的症状是否改善、骨密度是否增加（治疗后1~2年）、骨转换生化标志物是否达到了预期水平（治疗后3~6个月）来判断疗效。

骨密度没有提高是否意味着治疗无效

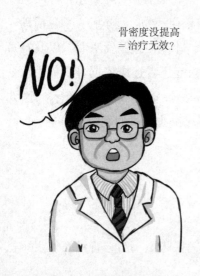

骨密度没提高
= 治疗无效?

患者经过抗骨质疏松症治疗以后，最直观和有效判断疗效的方法就是骨密度的检测。治疗前后骨密度变化可以反映出患者所接受的药物治疗的疗效如何。如果治疗后骨密度显著增加，即表示疗效较好。不过，许多抗骨质疏松症药物的抗骨折疗效和骨密度的提高并不平行，骨密度没有提高并不代表没有疗效。此外，骨密度的改变要看其是否超过检测仪器的最小有意义变化值。如果骨密度减少没有超过其最小有意义变化值，并不能代表骨密度降低。

骨质疏松性骨折如何治疗

　　骨质疏松性骨折可引起疼痛，又可因骨骼变形、肌肉正常活动受限而导致功能障碍，常见于腕部、椎体及髋部。复位、固定、功能锻炼和抗骨质疏松症治疗是治疗骨质疏松性骨折的基本原则。理想的治疗是上述四者有机结合，在尽可能不加重局部血运障碍的前提下将骨折复位，在骨折牢固固定的基础上尽可能早期进行功能锻炼，使骨折愈合和功能恢复达到比较理想的状态。同时，应合理选择和使用抗骨质疏松症药物，避免骨质疏松症加重或再次发生骨折。骨质疏松性骨折多见于老年人，整复和固定应以方法简便、安全有效为原则，以尽早恢复伤前生活质量为目的。骨质疏松性骨折患者的康复治疗既要遵循一般骨折术后的康复规律，又要考虑到患者骨质量差、内固定不牢固、骨折愈合缓慢等特点。老年人可能合并有多种基础疾病，还需要注意防治肺部感染、压疮、心力衰竭、深静脉血栓或肺栓塞等。

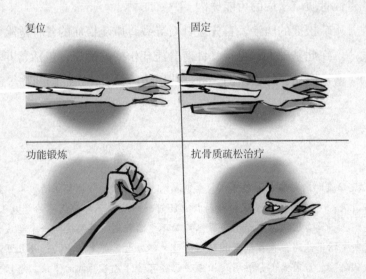

复位　　　　　　　　　固定

功能锻炼　　　　　　　抗骨质疏松治疗

 # 如何预防骨质疏松性骨折再次发生

　　发生过一次骨折的骨质疏松症患者未来发生骨折的风险显著增加。比如，在

59

椎体骨折患者中有 20% 在骨折后第 1 年内会再次发生骨折，而且今后 10 年内再次发生骨折的风险超过 85%。因此，国际骨质疏松基金会提出"让第一次骨折成为最后一次"的倡议。发生骨质疏松性骨折后，必须重视骨质疏松症的治疗。国际骨质疏松基金会推荐使用骨折后的"骨折联络服务"，即多科协作，从骨折康复、基础治疗和防治骨质疏松症药物的合理使用等多个方面开展工作，防止发生再骨折。

继发性骨质疏松症如何治疗

继发性骨质疏松症是由于影响骨代谢的某些疾病或者药物等，导致以骨密度降低、骨强度下降、骨折危险性增加为特征的系统性骨骼疾病。

起病年龄早、病情进展快、有明显生化指标异常、有特殊骨骼影像学表现、对抗骨质疏松症治疗药物反应欠佳者，应考虑存在继发性骨质疏松症可能，需要积极寻找继发性骨质疏松症的可能原因。

继发性骨质疏松症的防治，首先应针对导致骨质疏松症的各种危险因素，积极治疗原发病。在此基础上，可接受针对骨质疏松症的治疗，包括营养均衡、足量维生素 D、增加运动、防止跌倒、合理使用防治骨质疏松症的药物等。

小贴士

骨质疏松症的内科综合治疗可以简单概括为三面大旗，即调整生活方式、使用骨健康基本补充剂、服用抗骨质疏松症药物。任何一面旗倒下都会使得治疗效果打折。临床上遇到很多患者因为担心会形成肾结石而不愿意补钙，其实这是一个非常大的误区。已有研究结果认为，推荐剂量的钙剂对绝大部分患者都是安全的，并且可减少肾结石形成的风险。目前大部分骨质疏松专科已经有十分完善的诊治体系，您只要详细说明自己的病情同时配合随访，关于抗骨质疏松症治疗具体方法的选择与治疗疗程可以放心交给专科医生。

9

骨质疏松症筛查与随访

骨质疏松症筛查的重要意义——使用新数据

骨质疏松症是一种与增龄相关的骨骼疾病。也是一种高发病率、高致残率、高致死率和高费用的常见慢性疾病，会对患者、家庭及社会产生严重危害，但人们普遍对该病认识不足、重视不够。

我国已经进入老龄化社会，骨质疏松症已经成为我国 50 岁以上人群的重要健康问题，中老年女性骨质疏松问题尤为严重。最新一项中国居民骨质疏松症流行病学调查结果显示，50 岁以上人群骨质疏松症患病率为 19.2%，其中男性为 6.0%，女性为 32.1%；65 岁以上人群骨质疏松症患病率达到 32.0%，其中男性为 10.7%，女性为 51.6%。通过文献检索和国际比较发现，我国女性骨质疏松症患病率远高于欧美国家。不仅如此，我国低骨量人群庞大，是骨质疏松症的高危人群。调查显示，我国 40~49 岁人群低骨量率达到 32.9%，其中男性为 34.4%，女性为 31.4%；50 岁以上人群低骨量率为 46.4%，其中男性为 46.9%，女性为 45.9%。

目前，居民对骨质疏松症的知晓率虽然已经达到 45%，但认为需要防治的只有 10%，而只有 3% 的人曾经检测过骨密度，很多人甚至不知道骨密度测量是什么，真正得到正确、合理治疗的只有 2%。

骨质疏松性骨折发病人数 = 心肌梗死 + 脑卒中 + 乳腺癌患者的总和。

居民对骨质疏松症认识不足

- 知晓率虽然已经达到 45%
- 认为需要防治的只有 10%
- 只有 3% 的人曾经检测过骨密度
- 真正得到正确合理治疗的只有 2%

骨质疏松症筛查可提高人群对骨质疏松症的整体知晓率，提高患者主动参与防治骨质疏松症及其治疗的依从性，改变不良的生活方式和饮食行为；尽可能减少骨质疏松症的进展，预防或延缓并发症等不良结局的发生，降低致残率和死亡率。

 ## 骨质疏松症患者为什么要定期随访

定期随访可以帮助医生监测骨量减少及骨质疏松症的进展程度，观察患者的生活行为方式是否改变，了解患者治疗的依从性，评估防治骨质疏松症药物的疗效和不良反应，明确治疗期间患者的骨量和骨质量是否有所提高、骨折风险是否降低等。

对于患者而言，定期随访可有以下益处：①预防骨折，降低骨折及再发骨折发生率。②增加骨量。③减轻骨折和骨骼畸形所导致的不适症状，改善生活质量。④提高身体功能，减少因骨折导致的死亡。

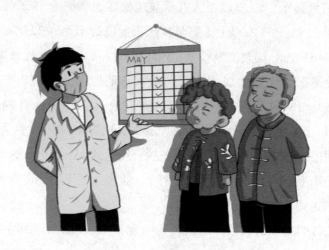

 ## 随访项目有哪些

（1）疼痛症状、活动功能和生活质量是否有所改善。

（2）每 3 个月检测血骨转换指标（如 CTX、PINP、OC 等）、肝肾功能、血钙、血磷、碱性磷酸酶、甲状旁腺激素、25- 羟基维生素 D、血常规、尿常规等，监测用药安全性和有效性。

（3）原发性骨质疏松症患者每年做 1 次骨密度检查，继发性骨质疏松症患者半年检查 1 次，以了解骨密度的变化。

小贴士

骨质疏松症与您平时所熟悉的心肌梗死、脑卒中等疾病不一样，它并没有诸如疼痛、偏瘫、失语等明显的症状，它是一种"静悄悄"的疾病。大部分情况下，只有发生了脆性骨折，您才能感受到它的存在和严重性；而一旦发生骨折，它的致残率和死亡率就变得非常高。因此，骨质疏松症筛查的意义就在这里，是为了早期诊断并且早期治疗骨质疏松症，以避免骨折的发生。除此之外，定期随访也是必不可少的，它可以让医生帮助您评估病情进展的同时观察疗效，必要时调整治疗方案，让您获得最好的治疗效果。

10

常见误区

误区 1：骨质疏松症是自然衰老的现象，不需要治疗

很多人觉得骨质疏松症是随着年龄增大而出现的自然现象，是不碍事的小病，事实并非如此。国际骨质疏松基金会指出，全球每 3 秒就会发生一起因骨质疏松症导致的骨折。骨折是骨质疏松症的最大危害，也是老年人致死、致残最常见的原因。约 1/3 的女性和 1/5 的男性会在 50 岁后遭遇一次骨折，20% 的髋部骨折患者会在骨折后的 6 个月内死亡。在我国，大量人群处于骨质疏松性骨折的危险之中。只有及时通过药物干预及生活方式改变来治疗骨

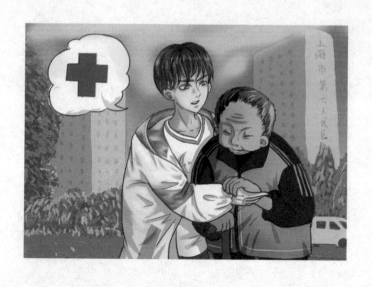

质疏松症，才能有效预防骨质疏松性骨折的发生。

 误区 2:"骨质疏松"就是"骨质疏松症"

在门诊，很多老年人拿着写有"骨质疏松"的影像学报告单来就诊。随着年龄增长，骨质流失、骨皮质变薄、骨小梁变稀疏等变化可以在影像学上表现出来。但并非所有"骨质疏松"都是"骨质疏松症"。

根据世界卫生组织的定义，骨质疏松症是一种慢性代谢性骨病，需要结合骨密度检查或骨质疏松性骨折来诊断。与年轻时达到的最高骨量相比，降低 2.5 个正常标准差（SD）方可诊断为骨质疏松症。低于正常值 1 个标准差以上但未达到 2.5 个标准差者，如果有骨质疏松性骨折史，也可诊断为骨质疏松症；但如果没有骨质疏松性骨折史，只能诊断为骨量减少。

骨密度检查提示存在骨质疏松者应及时去正规医院就诊，由专科医生根据骨密度检查、是否存在骨质疏松性骨折病史，以及是否有绝经过早、身高比年轻时降低超过 3 cm、父母是否有骨质疏松性骨折病史等危险因素进行综合评估，做出是否符合骨质疏松症的诊断，以及是否需要治疗的判断。

 误区 3:只有老年人才需要防治骨质疏松症

除绝经后女性及中老年人是骨质疏松症的高发人群外，不良饮食习惯（如酗酒、咖啡因摄入过多等）也会加速骨质流失，导致骨质疏松症。骨质疏松症并非老年人的"专利"，中青年人也应引起足够重视。人体骨骼的形成和破坏是一个"动态"的过程，人体在不停制造新的骨组织的同时，也会不断分解和代谢旧的骨组织。通常在 35 岁前后，人体骨量达到峰值。此后随着年龄增长，骨量开始流失，且不可逆转。若不及时储备骨量、补充钙质，骨骼质量就会变差，进而引发骨质疏松症以及骨折等一系列问题。

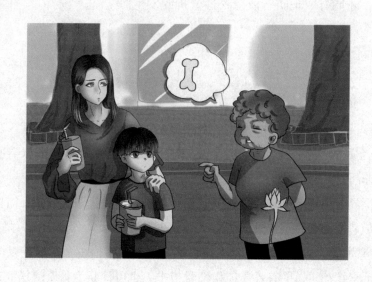

误区 4：靠感觉可以发现骨质疏松症

许多人认为，平时没有不适症状，就不会患骨质疏松症。殊不知，大多数骨质疏松症患者在病变初期，甚至中期，都不出现明显的不适感觉。而当出现腰背痛、骨折后再去诊治时，往往已为时过晚。骨质疏松症的诊断主要依靠双能 X 线吸收骨密度仪检查以及脆性骨折史。为早期发现骨质疏松症，建议 40 岁以上人群应每年检测一次骨密度。

误区 5：治疗骨质疏松症，自己吃点药就可以了

骨质疏松症的危害不仅仅在于腰酸背痛，而在于发生骨折的风险大大增加。骨质疏松症患者一旦跌倒，很容易发生骨折，尤其是老年人发生髋部骨折，危害极大。生活方式调整、规范治疗和防止老年人跌倒非常关键。骨质疏松症患者应及时去正规医院就诊，在专科医生指导下进行个体化综合治疗。

误区 6：得了骨质疏松症，补钙就够了

很多人以为，骨质疏松症是缺钙所致，多吃含钙丰富的食物或钙剂就能治好骨质疏松症。实际上，骨质疏松症患者若单纯补钙，能被吸收的钙量很少，不能完全补充人体流失的钙。首先，钙被人体摄入后，需要维生素 D 的辅助才能被转运和吸收，必须同时补充钙剂和维生素，才能达到更好的补钙效果。其次，增加钙和维生素 D 的摄入虽然可以延缓骨丢失、改善骨矿化，但在治疗骨质疏松症时，钙剂和维生素 D 仅仅是骨健康基本补充剂，还需要与其他抗骨质疏松症的药物联合使用，才能达到提高骨密度、增强骨强度和预防骨折的功效。

 ## 误区 7：喝骨头汤能补钙

很多人认为，喝骨头汤能补钙，对强健骨骼有好处，但事实并非如此。骨头汤中的钙含量很低。用 1 kg 骨头煮汤 2 小时，汤中的钙含量仅为 20 mg 左右。按成人每日需要 800 mg 钙计算，需要喝 300~400 碗骨头汤才能满足人体的钙需求。另一方面，骨头汤里含大量饱和脂肪酸，过多饮用对老年人的健康不利。其实，补钙效果最好的食物是牛奶，平均每 100 mL 牛奶含钙 100 mg，若每天

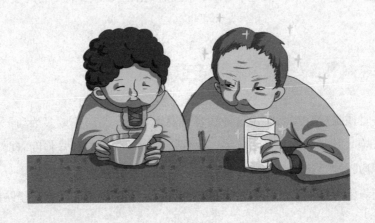

喝 500 mL 牛奶，就能补充 500 mg 钙。此外，酸奶、豆制品、海鲜等食物含钙量也较高。

 ## 误区 8：骨质增生患者不能补钙

存在骨骼退行性变的患者往往有骨质增生（骨刺）和骨质疏松症并存的问题。有些人认为，补钙会加重骨质增生。其实，骨质疏松症是导致骨质异常增生的根本原因，是机体为了纠正骨质疏松症而发生的钙异位沉积。补钙可以纠正机体的缺钙状态，部分纠正这一异常钙沉积过程，减少"骨刺"的形成，甚至使已经形成的"骨刺"变小。

 ## 误区 9：补钙会引发肾结石

为了明确钙与肾结石的关系，哈佛大学医学院曾进行过一项大规模的前瞻性调查，观察了 45 619 例年龄在 40~75 岁、既往无肾结石病史的正常男性，随访 4 年的结果显示，钙摄入量与肾结石的发生风险呈负相关，而动物蛋白质摄入则与肾结石形成风险呈正相关。目前较为一致的观点是，在绝大多数国家，草酸钙结石是肾结石的主要形式，占肾结石的 50%~70%。钙在肠道内与食物中的草酸盐结合，可减少后者的吸收，从而降低尿中草酸盐的浓度，减少肾结石的发生风险。

 ## 误区 10：骨质疏松症患者宜静养

一些骨质疏松症患者听说这种病容易发生骨折，平时不敢多活动，更不敢进行体育锻炼。其实，这种做法欠妥。要保持正常的骨密度和骨强度需要持续不断的运动刺激，缺乏运动会造成骨量丢失，运动对于防治骨质疏松症十分必要。长期卧床或静坐会加速骨量丢失，导致恶性循环。预防骨折的关键在于防护，防止

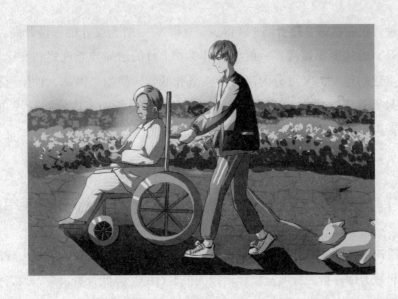

意外跌倒。即使是卧床不起的患者，也应该经常让家人用轮椅推着去户外晒晒太阳，帮助活动肢体，以免发生废用性骨质疏松症。

 误区 11：骨质疏松症患者只要做骨密度检测就可以了

骨密度和骨转换生化指标的检测，对于骨质疏松症患者来说都是非常重要的。在人的一生中，骨组织不断进行着新陈代谢，年更新率平均为 9%。也就是说，平均 11 年左右，全身的骨骼会更新一遍。骨组织中进行代谢更新的地方叫作"骨重建单位"，破骨细胞附着在骨小梁上，分泌酸性物质把它附着点下的骨组织溶解、吸收，形成凹陷，然后由成骨细胞通过分泌许多骨基质（胶原蛋白和非胶原蛋白）来填充这个凹陷，最后是羟基磷灰石结晶沉积，完成一次骨重建。一个破骨细胞的"破旧成果"需要由数十个成骨细胞的"立新工作"来补偿。在这个新陈代谢的过程中，就有相关的骨形成指标和骨吸收指标的变化。当机体老化后，这种平衡被打破，"破得多，立得少"，骨小梁逐渐变细，甚至断裂，骨小梁数目减少，最终导致骨质疏松症。骨质疏松症的治疗就是要改变这种骨代谢状态，使骨骼"破得少，立得多"，骨密度才能慢慢升高。不过，骨密度升高的速度很缓慢，一般要经过 3~6 个月的治疗才能观察到变化。根据患者骨重建的速度，又可分为高骨转换型和低骨转换型。因此，骨质疏松症患者不能只做骨密度检测，还需要在治疗前和治疗过程中多次检测骨代谢指标，判断骨转换状态以及治疗效果。

误区 12：骨质疏松症的治疗目的是提高骨密度

骨质疏松症的常见症状包括：乏力易倦、疼痛、身高缩短、反复出现的肌肉抽搐和非暴力性骨折。骨质疏松症治疗的根本目的是降低骨折风险，改善或消除乏力、易倦、疼痛、肌肉抽搐等症状，提高生活质量。骨密度的提升只是疗效判断的一个客观指标。

小贴士

骨质疏松症的诊治误区非常多，这些大部分是老百姓们口口相传或者自己上网查询。殊不知，离开骨质疏松专科医生的指导，这种"自导自演"的治疗不仅收效甚微，而且是危险的，会耽误自己的病情，一旦发生骨折就"追悔莫及"了。所以如果通过自查发现自己属于骨质疏松症的高危人群，或已经发生了骨质疏松症，一定要找到骨质疏松专科医生帮助您制订详细的诊治方案，并且遵从医嘱，规律随访。

11

康复治疗

 什么是康复医学

康复医学是临床医学的一个分支，与内科、外科、妇产科、儿科等学科相似，均属于临床的一级学科。和主要关注伤病患者救命治病的其他临床专科相比，康复医学更强调功能恢复，其主要任务是研究病、伤、残患者功能障碍的预防、评定和治疗，以达到改善他们的躯体功能、提高生活自理和社会参与能力、改善生存质量的目的。具体讲，康复医学综合协调地应用各种可用措施，去除或减轻病、伤、残者的身心及社会功能障碍，达到和保持生理、感官、智力精神及社会功能等方面的最佳水平，使他们能借助相关手段，改善生活方式，增强自理能力，重返社会，提高生存质量。

 康复医学的主要治疗手段有哪些

康复治疗的手段较多，主要包括物理治疗、作业治疗、言语治疗、心理治疗、传统康复治疗及康复工程等。与骨质疏松症密切相关的康复治疗主要有以下几种。

• 物理治疗

物理治疗是康复治疗的主体，它应用包括声、光、电、冷、热、水、石蜡及力（运动和压力）等物理因子进行治疗。该法针对人体局部或全身性的功能障碍或病变，采用非侵入性、非药物性的治疗来恢复身体原有的结构和（或）生理功能。物理治疗可以分为两大类：一类是以功能训练和手法治疗为主要手段，又称为运动治疗或运动疗法，如有氧锻炼、肌力训练、关节活动技术、关节松动技术、软组织牵伸技术、推拿等；另一类是以各种物理因子（声、光、电、磁、冷、热、水等）为主要手段，即常说的理疗。

对骨质疏松症而言，物理治疗主要是改善骨骼、肌肉的质与量及功能，发挥防治骨质疏松症及其所致骨折的益处，并有缓解疼痛、增加机体柔韧及灵活性、改善运动能力等作用。

• 作业治疗

WHO 关于作业治疗的定义为：协助残疾者和患者选择、参与、应用有目的和有意义的活动，以最大限度地恢复躯体、心理和社会方面的功能，增进健康，预防能力的丧失及残疾的发生，以发展为目的，鼓励他们参与活动及贡献社会。作业治疗的目的是借助作业活动作为治疗媒介，主要针对日常生活作业（如自我照顾、工作及休闲等）功能的改善、恢复。骨质疏松症患者，尤其是骨质疏松性骨折患者，其日常生活能力受到显著影响，综合应用作业治疗如通过手工作业（插花、绘画、编织等）可改善腕部骨折患者手的灵活性，通过教会髋部骨折患者正确翻身坐起以及穿鞋袜等日常生活作可以不同程度地改善患者的生活能力和独立性。

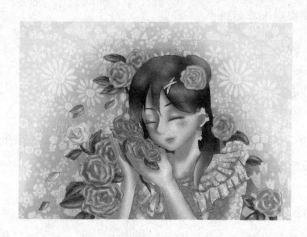

• 心理治疗

骨质疏松症患者常有焦虑、压抑等心理异常，而近来发现抑郁等心理异常可促进骨质疏松症发生，也不利于患者乐观正确对待疾病，影响骨质疏松症的治疗。心理治疗可通过针对性的语言、表情及行为等基于患者心理上的影响，纾解心理问题，实现治疗疾病或缓解症状、体征的目的。

• 康复工程

骨质疏松症患者，尤其是骨质疏松性骨折患者，往往存在活动受限等功能障碍，不能有效地完成日常生活活动、学习及工作。这类障碍单纯靠药物或运动疗法，甚至手术等难以发挥及时有效的作用，通过使用一些专门的矫形器及辅助器具或者对家庭及社区的环境加以适当改造，如腰围、胸腰矫形器、手杖、助行器、拾物器等的使用，以及扶手的安装、马桶高度的增加等，能够支撑保护患者骨折部位，辅助或替代患者存在的运动障碍，改善患者生活环境，提高患者生存质量，增加独立性。

另外，文体治疗、传统康复治疗等康复治疗技术对缓解骨质疏松症患者疼痛症状、提高患者生活质量也有一定作用。

什么是康复评定

康复评定类似于临床诊断，但又不等同于临床诊断，康复评定主要是针对患者存在的功能障碍进行"诊断"。简单地讲，康复评定就是从康复医学的角度对病、伤、残者等康复对象的功能障碍的原因、性质、部位、范围、轻重程度、发展趋势、预后及转归等进行的客观评定（诊断）。主要从结构（如骨密度、椎体骨折压缩情况）、功能（肌力、疼痛、平衡能力等）、活动（日常生活活动能力、步行能力等）及参与（骨质疏松症患者生活质量等）等方面进行。康复评定是康复医学的重要特色和重要诊断手段，其重点不是寻找疾病的病因和诊断，但比临床诊断更为细致、详尽。作为评判康复对象病情的客观、量化指标，康复评定是指导制订康复治疗计划的基础，也是监测评价治疗效果，修改治疗计划，客观判定预后、转归的重要依据。通过对骨质疏松症及骨质疏松性骨折进行客观的康复评定，能够全面评估患者的存在结构，尤其是功能障碍，可帮助医生更有效地制订及提供康复治疗方案。

骨质疏松症患者应进行哪些方面的评定

骨质疏松症患者应在全面评估后，有针对性地制订康复计划，进行康复治疗。那怎样进行综合评估呢？可按照《国际功能、残疾和健康分类》(*ICF*) 所倡导的生物 – 心理 – 社会医学模式，从患者的结构、功能、活动、参与等多层次对患者进行评估、诊断，以指导治疗及疗效判定，促进患者功能恢复。主要包括以下几方面。

◆ 首先从患者身体功能方面评估，其主要评估患者的疼痛程度、肌力、肌耐力、平衡、协调、步态功能等。

◆ 其次从患者身体结构方面评估，其主要评估患者的影像学检查（骨密度检查、X 线片、CT 检查等）、检验指标（骨代谢指标，尿磷、尿钙等指标）等。

◆ 再次从患者活动水平方面评估，其主要评估患者的日常功能水平、骨折危险因素及风险、跌倒风险等。

◆ 最后从患者参与能力方面评估，主要进行生活质量的评估，如生活质量满意度调查表等。

全面客观的评定可有助于指导各类药物、康复治疗，更好地改善患者骨质疏松症状况，包括增加骨强度、缓解疼痛症状、预防跌倒造成的骨折、减轻患者痛苦。

 ## 适用于骨质疏松症患者的日常功能水平评定量表

日常生活活动（activities of daily living，ADL）是指人们为独立生活而每天必须反复进行的、最基本的、具有共性的身体动作群，即衣、食、住、行、个人卫生等基本动作和技巧。骨质疏松症可严重影响患者的日常生活活动与生存质量。对其日常功能水平进行评定，有助于疾病的治疗及提高患者的生活质量。临床上可用评测生存质量的多维测评量表（osteoporosis quality of life scale，OQOLS）对其进行评定，该表涵盖疾病、生理、社会、心理及满意度等多维度，可较全面地评估骨质疏松症患者的日常生活质量。

疼痛：以下 5 个问题，请根据最近 1 周的情况回答		
后背疼痛的频率？	□从不 □4~6 天 / 周	□1 天 / 周或更少 □每天	□2~3 天 / 周
如果您有后背疼痛，疼痛在白天，持续的时间？	□从不 □6~10 小时	□1~2 小时 □整天	□3~5 小时
后背疼痛最严重时如何？	□无疼痛 □严重	□轻度 □不能忍受	□中度
其他时间背痛情况如何？	□无疼痛 □严重	□轻度 □不能忍受	□中度
在上周，您的睡眠是否受到后背疼痛影响？	□少于 1 次 / 周 □每两晚	□1 次 / 周 □每晚	□2 次 / 周

日常生活活动：以下 4 个问题，请按照目前情况回答		
您穿衣有困难吗？	□没有困难 □需要部分帮助	□有一点困难 □没有帮助不能实现	□比较困难
您洗澡需要帮助吗？	□没有困难 □需要部分帮助	□有一点困难 □没有帮助不能实现	□比较困难
您如厕有困难吗？	□没有困难 □需要部分帮助	□有一点困难 □没有帮助不能实现	□比较困难
您的睡眠质量如何？	□不会醒来 □偶尔我醒着躺几小时 □偶尔我整夜无法入睡	□偶尔醒来	□经常醒来

家庭工作：以下 5 个问题，请按照目前情况回答。如果这些事情在您家中是其他人完成，也请您假设由您完成进行回答		
您能做家庭清洁吗？	□没有困难 □有较大困难	□有一点困难 □不能	□比较困难
您能做饭吗？	□没有困难 □有较大困难	□有一点困难 □不能	□比较困难
您能洗碗吗？	□没有困难 □有较大困难	□有一点困难 □不能	□比较困难
您能购物吗？	□没有困难 □有较大困难	□有一点困难 □不能	□比较困难

您能举起 20 磅（9.07 kg）的重物（如 1 箱 12 瓶的牛奶，或者一个 1 岁孩子），并移动 10 码（9.144 m）吗？	□没有困难 □有较大困难	□有一点困难 □不能	□比较困难

活动性：以下 8 个问题，请按照目前情况回答

您能从椅子上站起来吗？	□没有困难 □有较大困难	□有一点困难 □只能依靠帮助	□比较困难
您能弯得下腰吗？	□相当容易 □不容易	□很容易 □不能	□比较容易
您能跪得下来吗？	□相当容易 □不容易	□很容易 □不能	□比较容易
您能爬楼梯到上一层吗？	□没有困难 □有较大困难	□有一点困难 □不能	□至少休息 1 次
您能行走 100 码（91.44 m）吗？	□很快，不需要休息 □慢，至少休息 1 次	□慢，不需要休息 □需要帮助	□不能
您上周出门的频率？	□每天 □1~2 天 / 周	□5~6 天 / 周 □少于 1 天 / 周	□3~4 天 / 周
您能乘坐公共交通工具吗？	□没有困难 □有较大困难	□有一点困难 □只能依靠帮助	□比较困难
您受到骨质疏松症带来体型变化的影响吗（譬如身高降低，腰围增加，背部形状等）？	□从不 □相当大	□有一点 □非常大	□比较大

休闲及社会活动

您有参加体育锻炼吗？	□有	□有，但有所限制	□从不
您能做园艺工作吗？	□能 □不适合	□有，但有所限制	□从不
您有参与您爱好的活动吗？	□有	□有，但有所限制	□从不
您能去电影院、剧院等吗？	□能 □没有电影院、剧院在合理的距离	□有，但有所限制	□从不
在最近的 3 个月内，您有拜访朋友与亲戚吗？	□1 次 / 周或更多 □少于 1 次 / 月	□1 次 / 月或 2 次 / 月 □没有	

在过去 3 个月，您参加社会活动（俱乐部、社交聚会、教堂、慈善活动等）吗？	□1 次 / 周或更多	□1 次 / 月或 2 次 / 月	
	□少于 1 次 / 月	□没有	
您的背部疼痛或残疾影响亲密关系（包括性行为）吗？	□从不	□一点儿	□比较影响
	□严重影响	□不适用	

一般健康观念

在您的年龄，您认为您的健康状况是？	□非常好	□好	□比较满意
	□一般	□差	
您如何评价您上周的整体生活质量？	□非常好	□好	□比较满意
	□一般	□差	
您如何评价您现在的生活质量，与 10 年前相比？	□现在好得多	□现在稍好	□没有变化
	□现在稍差	□现在差得多	

心理功能：以下 9 个问题请根据最近 1 周情况回答

您会觉得累吗？	□早上	□下午	□仅仅只有晚上
	□重体力劳动后	□几乎不	
您感到沮丧吗？	□几乎每天	□3~5 天 / 周	□1~2 天 / 周
	□偶尔	□几乎不	
您觉得孤单吗？	□几乎每天	□3~5 天 / 周	□1~2 天 / 周
	□偶尔	□几乎不	
您觉得精力充沛吗？	□几乎每天	□3~5 天 / 周	□1~2 天 / 周
	□偶尔	□几乎不	
您觉得对未来充满希望吗？	□从不	□几乎不	□有时
	□经常	□总是	
您为小事情生气吗？	□从不	□几乎不	□有时
	□经常	□总是	
您觉得跟他人交流容易吗？	□从不	□几乎不	□有时
	□经常	□总是	
您一天大部分时间精神很好吗？	□从不	□几乎不	□有时
	□经常	□总是	
您担心变得完全依赖吗？	□从不	□几乎不	□有时
	□经常	□总是	

什么是肌力评定

肌力是指肌肉收缩过程所产生的力量。临床中常用徒手肌力检查法（MMT）测定各肌肉或肌群的肌力，可分为六级。

(1) 0：零（zero，0），无可测知的肌肉收缩。

(2) 1：微缩（trace，T），有轻微收缩，但不能引起关节运动。

(3) 2：差（poor，P），在减重状态下能做关节全范围运动。

(4) 3：可（fair，F），能抗重力做关节全范围运动，但不能抗阻力。

(5) 4：良好（good，G），能抗重力、抗一定阻力运动。

(6) 5：正常（normal，N），能抗重力、抗充分阻力运动。

通过对肌力的评定，可以了解骨质疏松症患者的弱链肌群，并有针对性地进行锻炼强化。

 ## 什么是关节稳定

关节稳定是指静息和运动状态下正常、无症状的关节生物力学行为。关节的稳定依赖于关节周围结构的完整及正常的神经控制系统（输出、输入及神经肌肉连接）。

关节稳定可以分为结构性稳定和功能性稳定。结构性稳定又分为内源性稳定系统和外源性稳定系统。内源性稳定系统包括组成关节自身的各个结构，分为骨骼、关节囊及韧带；外源性稳定系统包括关节周围的肌肉和肌腱。功能性稳定主要是对抗外界干扰，维持调控稳定性的能力，主要通过神经稳定系统控制并协调上述两系统以实现关节稳定性。

通过对关节稳定性的训练，可以降低患者跌倒风险，减少跌倒后骨折的发生率。

康复治疗的工作方式

　　康复的工作方式与其他学科有所不同，并不是由简单的医护人员组成，康复更强调团队合作，其主要工作方式是康复治疗组（team work）。它是由多学科、多专业人员共同参与实施。康复医学科的康复治疗组组长一般为康复医师（physiatrist），成员包括物理治疗师／士（PT）、作业治疗师／士（OT）、言语治疗师（ST）、心理治疗师、假肢与矫形器师（P&O）、文体治疗师（RT）、康复护理人员、社会工作者（SW）等。康复医师对患者的功能障碍进行评定，制订康复计划，康复治疗师按照计划完成康复治疗。治疗中及治疗结束时会定期召开治疗组讨论会，对治疗计划的执行情况进行评价、修改、补充，并对康复效果进行总结，提出下一步或出院后的康复建议。

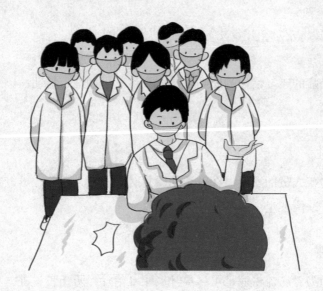

 ## 康复在骨质疏松症综合防治中的作用及优势

　　骨质疏松症是一种慢性疾病，其治疗过程是一个长期过程。虽然目前临床已有较好的治疗骨质疏松症药物，如双膦酸盐、甲状旁腺激素（PTH）类似物、选择性雌激素受体调节剂类等，但这些药物主要针对骨骼本身，且存在依从性差、副作用大、费用高等不足之处。更重要的是，目前对与骨质疏松症，尤其是骨质疏松性骨折发生密切相关的肌肉、平衡异常等缺乏针对性药物。因此，单纯药物治疗不容易达到对骨质疏松症及骨折的综合防治效果。目前康复治疗作为一种重要的非药物治疗手段，在骨质疏松症的预防及治疗中逐渐受到重视。骨质疏松症的康复治疗应在康复教育、生活方式调整（合理营养，戒除不良嗜好）、基础补充剂（钙、维生素 D）与药物治疗（抑制骨吸收、促进骨形成）、手术的基础上及早进行。作为骨质疏松症综合防治措施的重要部分，规范的康复诊治对骨质疏松症的防治有独特作用，除规范系统地评定病情指导治疗外，可以起到增强肌力、改善平衡、缓解疼痛、减轻骨丢失、提高骨质量、降低骨折发生率、改善患者日常生活活动能力、提高生活质量的多重效果。

骨质疏松症的康复治疗原则是什么

骨质疏松症的康复治疗的原则包括安全性、早期性、长期性、适量性、多样性、个性化等。

安全性

包括场地与人员的安全，在做运动康复时最好有人陪伴，尽量减少受伤的机会，防止意外跌倒发生。

早期性

一旦诊断为骨质疏松症，可尽早开展康复治疗，防止骨量进一步丢失，对患者的预后有很大好处。

长期性

骨质疏松症是一种慢性疾病，骨量的恢复需要较长时间，成人在运动锻炼停止后增加的骨量还会再丢失，因此骨质疏松症的康复治疗需要长期坚持，才能最大化获益。当骨密度恢复后或者骨密度不再降低时，注意不要完全停止运动，停止运动可能造成骨量的再次丢失，让之前的努力付诸东流。

适量性

运动过程中加载骨上的负荷（取决于时间和强度）必须低于造成骨骼及软组织受伤的阈值，即缺乏运动会增加骨质流失，过量的运动也会使骨量丢失，增加骨折风险。需要咨询康复科医生等专业人员来制订适合自己的运动方案。不能为了追求短期效果而刻意加大运动量，超过自己承受的范围，在康复过程中一旦出现身体不适，必须停止运动，请求医生帮助。

多样性

通过多种康复方式来增加骨量，改善活动、协调能力是骨质疏松症运动康复的重要技巧。比如针对同一部位骨骼进行不同运动方式的锻炼可以锻炼该骨骼相关的多个肌群，增加相关部位运动的柔韧性与灵活性，而对骨的不同方向进行应力加载能更有效地刺激骨骼。多样的运动方式还可以增加运动康复的趣味性，更有利于长期坚持。在运动的同时，可运用相关物理因子联合治疗以改善治疗效果。

个性化

骨质疏松症患者往往年龄较大，有多种基础疾病，且各自的骨骼衰老退变情况不完全一样，对骨质疏松症康复治疗的反应性、耐受性不完全一样，因此相关康复防治措施要按照自身身体及骨骼状况做相应调整，在保证全身及骨骼安全的情况下，找到适合自己的方式。

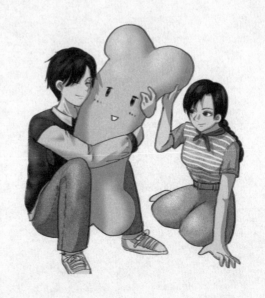

小贴士

骨质疏松症的主要治疗目标是预防骨折的发生。骨折的综合防治除了要求骨骼健康外，还需要肌力、肌耐力、平衡、协调、步态功能等达到一定水平，而这些离不开康复治疗。康复治疗是一项十分强调个性化的干预手段，需要在完成个体康复评定的基础上，制订合适的康复方案，而后者与内科手段相结合可以最大限度地实现骨折防治的目的。

12

运动疗法

 ### 哪种运动适合你

适当的运动是骨稳态维持的基本条件，能调节全身代谢状态，明显改善肌肉神经功能，促进骨和肌肉的合成代谢，增强骨强度和肌肉强度。坚持适当的体育锻炼有助于改善和提高肌腱与韧带的顺应性、延伸性和柔软性，提高平衡能力和灵敏能力，从而预防或减少跌倒的机会，降低骨质疏松症骨折的发生率。适合骨质疏松症患者的运动包括散步、健步走、慢跑、有氧操、跳舞、骑车、部分球类（门球等对抗性不强的球类）运动、游泳、体操、太极拳、部分瑜伽动作、负重和抗阻训练（如拉哑铃、跳健美操）等。以上运动项目虽然对骨质疏松症患者都有一定的好处，但应根据患者实际的身体状况选择，运动过程中应尽可能避免脊柱的屈曲与旋转等动作。

严重骨质疏松症等行动不便患者，可在室内散步行走，以坐姿进行关节活动。对于卧床的患者，可卧位主动锻炼及进行相关部位的被动活动。

因骨折风险较正常人高，骨质疏松症患者不宜做强度较大、负荷较大、屏气用力及对抗性强的易引发骨质疏松性骨折等并发症的运动，如跑马拉松、爬山、溜冰、踢足球、打拳击、举重、跳水等运动。

 ### 骨质疏松症患者应该如何选择运动锻炼方式

骨质疏松症患者做运动康复的基本运动方式包括：肌力锻炼、有氧运动、姿势锻炼、灵活性训练等。患者可以选择适合自己的运动方式来进行锻炼。

• 肌力锻炼

肌肉收缩可释放多种活性分子，改善全身及肌肉、骨骼状况。更重要的是，肌肉附着在骨骼上，当我们进行运动时，肌肉收缩牵拉骨骼，对肌肉附着的骨骼产生应力刺激，让骨细胞、成骨细胞、破骨细胞等发生变化，增加局部骨量，改善骨骼结构，使骨强度增强。可利用自身体重、弹力带、健身房的专业器械等对不同部位的肌肉进行增强训练来改善全身，特别是局部骨骼的强度。对于局部肌肉的强化训练可望更针对性地对所连接的骨骼发挥靶向刺激作用，如锻炼臀部肌肉，可改善髋部骨密度降低，而锻炼背部和腹部肌肉可对腰椎骨密度降低起到缓解作用等。肌力锻炼的强度要适量，严重骨质疏松症的患者不能进行高强度的肌肉锻炼。

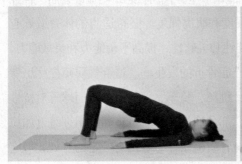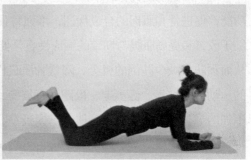

肌力锻炼

• 有氧运动

有氧运动是指在有充足氧气的条件下进行的有节律的、持续时间较长的运动，心率保持在150次/分左右，运动的类型包括快走、慢跑、跳广场舞、做操等。强度根据自己的能力适当调整。有氧运动需要长期坚持才可得到满意效果。有氧运动适用于所有骨质疏松症患者，尤其是老年性骨质疏松症患者。

• 姿势锻炼

做出增加骨骼载荷的姿势并维持一段时间，如卷腹运动或斜板支撑等简单动作，刚开始可以面对镜子来调整姿势。这种锻炼方式可以增加肌肉强度和提高稳定性。姿势锻炼不适用于严重骨质疏松症患者，以避免引发骨折。

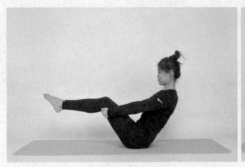
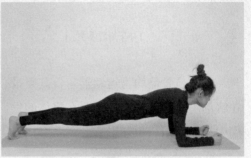

卷腹运动和斜板支撑

· 灵活性锻炼

　　在年老之后身体变得僵硬，导致运动困难，增加跌倒和骨折的风险，维持或增强灵活性的运动就很重要。这种类型的运动是为了增加肌肉和关节的灵活性和移动范围。可对同一部分的肌肉群和关节群做系列有规律的简单运动来达到目的，如双手抱头双臂做前后伸展等运动。灵活性锻炼尤其适用于老年性骨质疏松症患者。

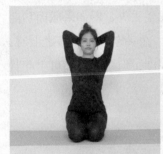
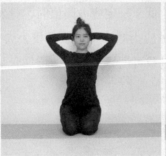
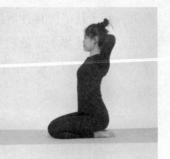

双手抱头双臂做前后伸展

　　总的来说，以适当方式进行的适当强度的运动对骨质疏松症及其并发症（骨折）的防治有明显益处。有氧运动是其中最佳的运动方式之一，可以辅以灵活性锻炼和适度的肌力锻炼。对于严重程度轻的骨质疏松症患者，以上运动方式均适合，但要避免脊柱屈曲和旋转，最好的运动方式是伸展运动。值得注意的是，骨质疏松症患者尤其是严重骨质疏松患者不能进行高强度的肌力锻炼和姿势锻炼，以免发生骨折或再骨折。运动方式的选择可以咨询康复医生，以避免造成运动损伤。

肌肉与骨骼有什么关系

肌肉与骨骼均为运动器官，其数量、质量在身体中均居显著位置，而且两者在解剖上也是紧密相连的，在机体的发育过程、成年期稳态维持及衰老、多种疾病中相互作用、相互影响。

· 肌肉与骨骼同步发育

在胚胎发育期，肌肉的收缩力使骨形成承重最佳的形状。在缺乏肌肉的机械应力时，骨的正常形态消失，骨密度也相对降低。肌肉与骨骼可分泌相关因子，相互调节彼此的功能。

· 力学刺激介导骨骼与肌肉之间的相互作用

骨骼肌收缩是运动的基础，同时也施加应力于骨。骨骼的稳态调节依赖肌肉活动产生的机械作用力。肌肉收缩对抗重力，同时重力也施加应力于骨。骨骼根据负荷改变其结构和骨量。低于一定应力阈值时，骨发生丢失，即如果肌肉功能下降，肌肉施加于骨的机械应力减少可导致骨量丢失。在一定应力界值之上时，骨代谢处于平衡。适当的过载可诱导骨形成，增加骨强度，但应力过高可引起骨损伤或骨折。

 ## 什么是最大心率和最大吸氧量

· 心率

指正常人安静状态下每分钟心跳的次数，也叫安静心率，一般为 60~100 次 / 分。

· 最大心率

指进行运动负荷时，随着运动量的增加，耗氧量和心率也增加，在最大负荷强度时，耗氧量和心率不能继续增加时心率达到的最高水平。最大心率 =220 — 年龄。

● 最大吸氧量

指人体在进行有大量肌肉群参加的力竭性运动中，当氧运输系统中的心泵功能和肌肉的用氧能力达到本人的极限水平时，人体每单位时间所摄取的氧量。最大吸氧量用 $VO_{2\,max}$ 表示，通常以每分钟时间为计算单位。吸氧量 = 心率 × 每搏输出量 × 动静脉氧差。一般人最大吸氧量为 2.5~3.5 L，只比安静时大 10 倍，而经常锻炼的人最大吸氧量可达 4.5~5.5 L，比安静时大 20 倍。

如何判断运动强度是否合适

运动强度是指单位时间内的运动量，不同条件下的运动强度对人体的结构、功能及专项能力具有不同的影响。运动量 = 运动强度 × 运动时间。从生理学的角度看，体育锻炼和运动训练的效果与运动强度有十分密切的关系。

● 按照吸氧量划分

目前多以单位时间内的吸氧量来划分运动强度，而吸氧量则通常用本人最大吸氧量的百分比来表示，运动强度可分为五级。

- ◆ 极量强度：又称最大强度，相当于本人最大吸氧量的 95%~100%。
- ◆ 近极量强度：相当于本人最大吸氧量的 85%~95%。
- ◆ 亚极量强度：又称次最大强度，相当于本人最大吸氧量的 70%~80%。
- ◆ 中等强度：相当于本人最大吸氧量的 55%~65%。
- ◆ 小强度：相当于或低于本人最大吸氧量的 50%。

● 按照最大心率的百分比划分

1990 年美国运动医学会将运动强度分为五级。

- ◆ 很轻松：运动心率低于本人最大心率的 35%。

◆ 轻松：运动心率相当于本人最大心率的 35%~59%。

◆ 稍费力：运动心率相当于本人最大心率的 60%~79%。

◆ 费力：运动心率相当于本人最大心率的 80%~89%。

◆ 很费力：运动心率相当于本人最大心率的 90% 以上。

建议选择低次数、高组数和低疲劳强度的运动。每组之间得到充分休息，能够有效地锻炼神经系统，使之有效地控制肌肉。每周力量练习 2~3 次，每次练习前不应感觉疲劳。

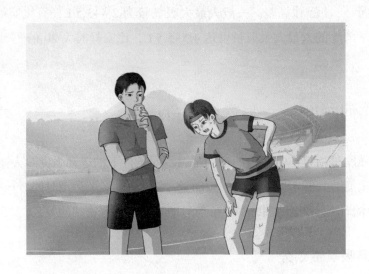

 ## 步行锻炼适合骨质疏松症患者

对于骨质疏松症患者而言，步行是相对适宜的运动方式。研究表明，每日步行大于 5 000 步，小于 10 000 步（2~3 km）可减少骨量丢失，起到预防骨质疏松症的作用。步行需要注意根据自身情况，量力而行。不宜疲劳过度，也不必步行到汗流浃背。对于中年骨质疏松症患者，如无其他疾病，可加大步行的活动量，每分钟步行 90~120 m 的速度，每天步行 40~50 分钟，3~4 次 / 周，每分钟心率宜保持在最高心率（220—年龄数）的 60%~80%。患有冠心病等心脑血管疾病的患者不宜进行长距离步行锻炼；患膝关节炎等下肢骨、关节疾病的患者应适当减少行走步数，以保证不加重疼痛为宜。

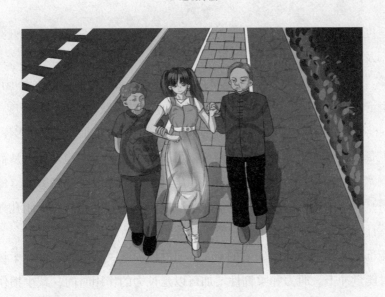

 ## 锻炼对骨强度有什么影响

日常锻炼即日常的一些简单的活动，如抬起物体、搬运和放置生活用品、做园艺、洗衣服等，不但可让多处肌肉和骨骼得到锻炼，对于整个身体的灵活性、协调性与心肺功能也有较好的改善效果，但对增加骨密度没有明显效果。要增加特定部位骨骼的骨量（强度）最好是强化对局部肌肉、骨骼的运动锻炼。局部针对性锻炼对局部骨骼骨量维持、骨质疏松症防治有较好效果，如利用弹力带对髋部进行肌肉锻炼可以使容易骨折的髋骨局部的骨强度得到增强，减少髋骨骨折的发生。总的来说，日常生活锻炼可以锻炼多处骨骼和肌肉，但在增加骨密度（量）、改善骨强度方面，局部针对性锻炼效果要比日常生活锻炼更好。

所以骨质疏松症患者的锻炼应在日常生活锻炼的基础上，增加易骨折部位局部肌肉有针对性锻炼，可维持并增加患者的骨密度，强化局部肌力，减少骨折的发生。

肌力锻炼的意义是什么

适度的肌力锻炼能够使机体产生适应性改变，增加骨密度来适应运动带来的影响。适度肌力锻炼可以增强外源性稳定系统，提高功能性稳定，降低跌倒风险发生概率及减轻损害程度。

◆ 胸、腰椎骨折预防及术后康复的意义：通过腰部核心肌肉肌力锻炼可以增加机体的稳定性和灵活性，从而降低风险发生概率，减轻跌倒后的损伤程度，特别是在胸、腰椎椎体的损伤方面。腰部核心肌肉：腹横肌、盆底肌、膈肌、多裂肌等。

◆ 髋部骨折预防及术后康复的意义：可以增强髋关节的稳定性，从而降低风险发生概率，减轻跌倒后的损伤程度。稳定性主要依靠股骨颈的方向（即颈干角和前倾角）和横向走行的肌肉即骨盆转子肌（梨状肌、闭孔内肌、闭孔外肌、上孖肌、下孖肌、股方肌和臀中肌、臀小肌等）来保持。

◆ 腕部骨折预防及术后康复的意义：通过增加腕关节的稳定性及柔韧性，降低跌倒时能量冲击。肌力和柔韧性增加可以延长力的作用时间，减少损伤瞬间的冲击力。

肌肉收缩方式主要有哪些

最重要的收缩方式是等长收缩和等张收缩。虽然肌肉在收缩，但肌肉的长度却依然不变的状态叫等长收缩。这时没有发生动作，但肌肉却处于用力状态。例如手提重物，虽然肱二头肌长度没有变化，但处于用力状态。这种收缩方式适合于骨质疏松性骨折早期的肌力锻炼。

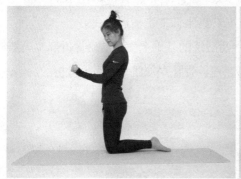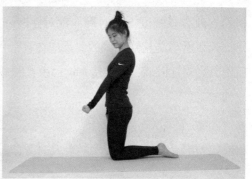

等长收缩

与等长收缩相对应的就是等张收缩，即肌肉收缩的过程中张力保持不变，但长度缩短或延长，可同时引起关节活动。

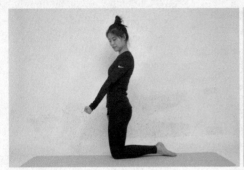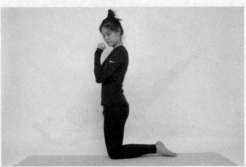

等张收缩

在更复杂的运动中，身体姿势会不断发生变化，这时肌肉的收缩形式也不断发生变化，往往是等长收缩和等张收缩都有的混合形式。

骨质疏松症患者如何提高髋部功能

髋部骨折是骨质疏松症患者最严重的并发症，1 年内死亡率达 25%，对髋关节功能影响比较大的肌肉有：臀中肌、盆转子肌、髂腰肌和股四头肌。

对以上肌群进行功能训练，提高本体感觉，来增加髋关节的稳定性，降低跌倒风险概率及减轻损害程度。每天 3 组：第一组 15 次，第二组 10 次，第 3 组 8 次。

髋部功能进阶锻炼，在肢体远端绑缚沙袋或弹力带。沙袋从 2 磅开始，逐步增加到 10 磅；使用弹力带，则从 10 磅开始，逐渐增加到 50 磅。每天训练 3 组：第一组 8 次，第二组 5 次，第三组 3 次。每次在 10 秒内完成。

◆ 臀中肌位于髂骨翼外面，起于髂骨翼外面，止点于股骨大转子。

臀中肌力不足，常常导致膝关节的受伤，并可能引起以下髌股关节压力综合征、髂胫束摩擦综合征、髌腱炎、滑囊炎等。臀中肌的增强训练，在自我医务监督下进行臀中肌抗阻练习，在无痛下做关节最大范围运动。

△ 侧卧位：在非训练侧腰下，训练侧在上，用渐进抗阻训练的原则进行肌力训练。

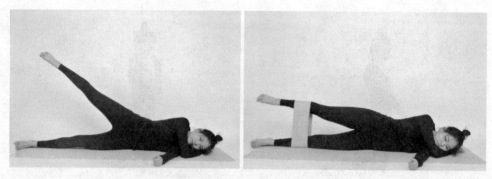

侧卧位进行臀中肌肌力训练

△ 侧卧位：屈髋 60°、屈膝 45°，弹力带放置于大腿中下段，髋关节做外旋。

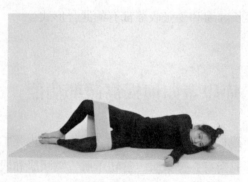

侧卧位髋关节做外旋

△ 站立位：非训练侧下肢站立，练习一侧以渐进性抗阻训练原则进行功能训练；进阶训练，在下肢远端绑缚沙袋或弹力带。

✦ 盆转子肌是肌肉起点位于骨盆，止点止于股骨大转子的肌群。包括梨状肌、上孖肌、下孖肌、闭孔内肌、闭孔外肌、股方肌。它的主要功能是髋关节的外旋。增加髋关节轴向压力，进而增加髋关节的稳定性。

△ 仰卧位：做屈髋屈膝、髋关节外展内旋抗阻练习，在大腿中 1/3 使用弹力带抗阻训练，从低弹力向高弹力过度；进阶标准，患者可以轻松完成一组 100 秒

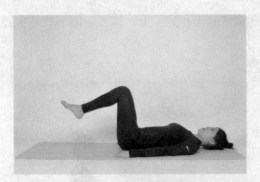

仰卧位训练盆转子肌

内 20 次的运动训练，即可将弹力带移至大腿前侧 1/3。

◆ 髂腰肌：由腰大肌和髂肌组成。腰大肌起自第 12 胸椎和第 1~5 腰椎体侧面和横突，髂肌起自髂窝，止于股骨小转子。

△ 仰卧位：做屈髋屈膝、髋关节外旋练习。身体平躺在床上或瑜伽垫子上，屈髋屈膝最大角度保持 5~10 秒。另一侧髋、膝保持伸直位。练习运动量同上。

△ 进阶练习，站立位：靠近墙站立，练习一侧继续屈髋屈膝最大角；另一侧下肢站立。练习运动量同上。

◆ 股四头肌增强训练：主要是伸膝关节，辅助屈曲髋关节，是参与人类行走和奔跑的主要肌肉。

△ 仰卧位股四头肌训练：平躺在治疗床或垫子上，运用渐进抗阻训练的方法，脚跟在运动中始终离床面 1~2 cm，做无痛下最大屈髋、屈膝。

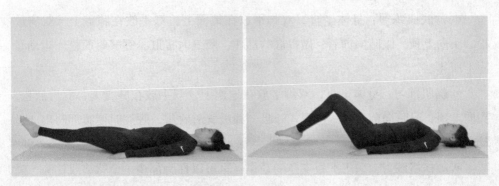

仰卧位股四头肌训练

△ 坐位股四头肌训练：坐在凳子上，练习一侧下肢伸直膝关节。练习运动量同上。

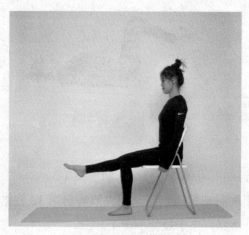

坐位股四头肌训练

 骨质疏松症患者如何进行腰腹部肌群肌力增强训练

腰椎是骨质疏松症患者最常发生骨折的部位，增强腰腹部肌肉可起到降低骨折发生可能的作用。腰腹部的肌肉增强练习以核心肌群练习为主。核心肌群包括：盆底肌、膈肌、腹横肌和多裂肌。每天练习 2~3 次，每次坚持 30 秒。随着身体素质的提高，可以坚持到 1 分钟。

◆ 盆底肌练习：身体坐直，双脚平放在地面上，双手放在膝盖上，双肩放松，头向上顶，眼睛向前看；做提肛的动作，吸气时提肛，呼气时放松。运动量同上所述。

◆ 膈肌练习：身体坐直，双脚平放在地面上，双手放在膝盖上，双肩放松，头向上顶，眼睛向前看；做逆腹式呼吸，即吸气时收腹、呼气时使腹部凸出。运动量同上所述。

◆ 腹横肌练习：采用平板支撑的动作（也可以在胸部垫一个软垫或枕头，降低难度），骨盆后倾（腹肌收缩，腰部尽量保持水平）。运动量同上所述。

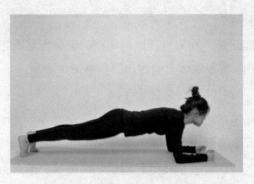

腹横肌练习

◆ 多裂肌练习：采用单腿桥，身体平躺在床上或瑜伽垫子上，一条腿屈膝90°，脚掌放在床上或垫子上，双手放在身体两侧，手掌向下帮助身体增加稳定性；另一条腿伸直抬起。慢慢抬起臀部，同时腹肌收缩。运动量同上所述。进阶练习为双手抱胸，其余动作不变。

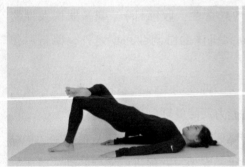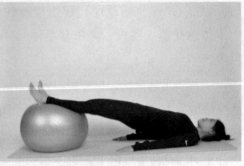

多裂肌练习

 ## 加强腕关节周围肌群训练

腕关节周围肌力增强，可以增加腕关节稳定性，减少腕关节损伤发生概率及降低损伤程度。以多点等长训练为主，渐进抗阻为辅，以不引起疼痛为训练强度。

◆ 腕伸肌训练：腕伸肌包括桡侧腕长、短伸肌，尺侧腕伸肌；三者均起于肱骨外上髁，依次止于第 2、3、5 掌骨底。

　　△ 手掌向下抓握圆筒，圆筒直径以拇指指尖触碰无名指指尖为宜，圆筒下悬一重物，初始 1 磅，随着训练效果的提高，逐渐增加重物重量；快速腕关节背伸，缓慢放下背伸与放下的时间比，最好为 1∶4。

　　△ 弹力带：站或坐均可，使用弹力带，双臂前屈 90°，两手一前一后，弹力带前手手背受力，后手手掌受力。弹力带置于手掌 / 背中部。运动量如上所述。

　　◆ 腕屈肌锻炼：腕屈肌包括桡侧腕屈肌、尺侧腕屈肌；两者均起于肱骨内上髁，依次止于豌豆骨、第二掌骨底。

　　运动方式与腕伸肌相同，唯方向相反。

拉伸锻炼对骨质疏松症患者有何益处

　　◆ 拉伸可以增加血流量，放松痉挛或僵硬的肌肉，恢复肌肉的物理特性（伸展性、弹性和黏滞性）和生理特性（兴奋性、收缩性）。刺激肌肉及肌腱中本体感受器（肌梭、高尔基小体），提高机体的协调性和稳定性，降低跌倒风险。

　　◆ 预防运动损伤，拉伸可以刺激韧带关节两端的本体感受器（帕丘尼小体），适当增加关节灵活性，提高对跌倒的预防能力和降低跌倒后的损伤程度。

　　◆ 拉伸可以预防骨折术后引起的功能障碍，在专业医生及康复治疗师的指导下，正确的拉伸可以降低骨折术后功能障碍的发生，并促进已发生的功能障碍的恢复。

怎样进行髋部（臀中、小肌和梨状肌）拉伸

　　在专业医生及康复治疗师的指导下，臀中、小肌的正确拉伸可望降低髋部骨折的发生及促进髋部骨折术后的髋关节功能恢复，让患者重返社会。每天拉伸 3~5 次，每次 30 秒左右。

◆ 臀中、小肌拉伸锻炼。

△ 坐位：身体坐直，拉伸一侧的小腿放在另一侧的膝关节上 15~20 cm，肚脐对准拉伸一侧的髌骨，拉伸一侧的手缓慢下压拉伸一侧的膝关节。

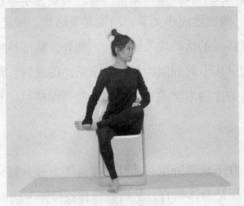

坐位下髋部拉伸

△ 进阶：站立位下，找一与髋部等高的台面，小腿及膝关节放置其上，身体正直，拉伸一侧手放在拉伸一侧膝关节上，肚脐对准膝关节，缓慢下压膝关节。

◆ 梨状肌拉伸锻炼：坐位与站立位同臀中、小肌拉伸动作，唯一不同的是拉伸一侧的小腿与身体前方呈平行放置。

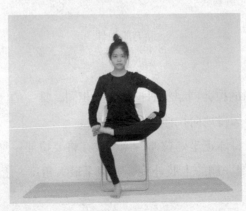

坐位下梨状肌拉伸

怎样进行腰部拉伸

　　腰部的拉伸主要恢复下段胸椎及腰椎与骨盆力学关系（恢复脊柱与骨盆侧方的灵活性及稳定性）；刺激椎间小关节，增加其灵活性。减轻下腰背的浅表疼痛，进而尽最大可能恢复腰椎的活动度及灵活性。此外，腰部拉伸还可减轻因胸、腰椎压缩性骨折长时间卧床引起的肌肉僵硬及挛缩，促进胸、腰椎压缩性骨折的恢复，恢复脊柱和骨盆的生物力学关系，缓解疼痛。保持拉伸状态 15~30 秒。每天拉伸 3~5 次。

　　◆ 腰方肌拉伸。

　　△ 将要拉伸一侧在下成侧卧位，前臂支撑身体，另一侧腿弯曲，脚放在拉伸一侧的膝关节前方，保持身体挺直，然后慢慢伸直拉伸一侧的上肢。

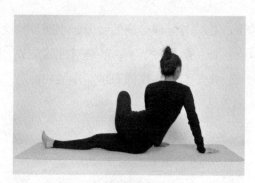

腰方肌拉伸

　　△ 坐位下腰方肌的拉伸同梨状肌拉伸姿势相同，唯一的区别是拉伸一侧的手放在侧的肩上，然后缓慢地向拉伸的对侧侧屈。

　　◆ 背阔肌拉伸：身体正坐好拉伸一侧脚放在将要拉伸一侧另一侧的膝关节上方 10~15 cm 处，拉伸一侧的上肢外旋、前伸至最大角度，上臂贴近耳朵，身体稍微前屈。

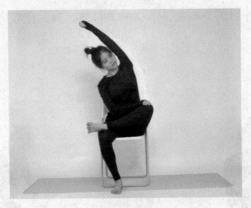

背阔肌拉伸

骨质疏松症患者怎么进行腕关节周围肌群的拉伸

腕关节在拉伸过程中可刺激本体感受器，增加腕关节的灵活性，降低骨折的发生。骨折术后，在专业医生及康复治疗师的指导下，正确的拉伸可有助于恢复腕关节功能（关节活动度、本体感觉）。每天拉伸 3~5 次，每次 30 秒左右。

◆ 肘关节伸直，被动握拳，掌屈腕关节，在疼痛可以耐受前提下牵拉背伸肌群。

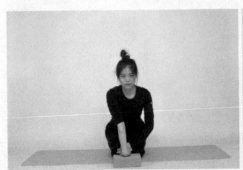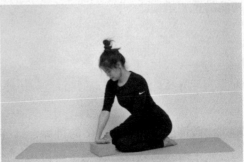

腕关节周围肌群拉伸（1）

99

◆ 屈肌群的拉伸肘关节伸直，掌指关节自然屈曲，在疼痛可以耐受前提下牵拉掌屈肌群。

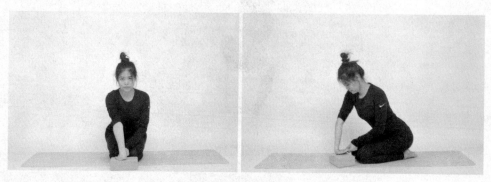

腕关节周围肌群拉伸（2）

 ## 什么是运动中自我监督

运动中自我监督是指参加运动时依据简易的医学检验方法和运动后自己的主观感觉，对自身的生理功能和健康状况进行观察和评定的一种方法。自我监督主要包括：主观感觉和客观感觉。通过运动的自我监督掌握适当的运动量是体育锻炼的关键，骨质疏松症患者更需要掌握。如果运动量过小，则不能达到锻炼的目的；运动量过大，则可能产生运动性伤病，使骨质疏松症患者加重病情，甚至引起猝死。因此学会体育运动中的自我监督，科学地安排体育运动，是预防运动性伤病的重要措施之一。

 ## 确定适合自己的运动负荷

◆ 锻炼前要先明确自己的目标，以有氧运动为主，辅助一些力量练习。

◆ 了解自身状况。运动量可以用运动时间来调节，每次锻炼在30分钟左右；运动强度用心率来控制，运动时心率可达到个人最大心率（220 — 实际年龄）的60%~80%。自身状况较好、有运动经验者，每次的运动时间可以达到50分钟左右。

◆ 要注意运动时的主观感觉。当运动负荷适宜时，人体可有微汗或中等程度的出汗，并可让人感觉心情舒畅。如果负荷过大，机体过于疲劳，则锻炼者会满头大汗，浑身湿透。同时伴有胸闷气短，甚至头晕等不舒服感觉。

◆ 热身。运动前使用低强度的动作，使全身各个系统能适应将面对的激烈运动，进而减少运动损伤。如快步走 3~5 分钟，然后对踝关节、腕关节进行正确拉伸。热身的重点是发挥支撑作用的关节，如膝关节及踝关节的绕环运动、踝关节拉伸（如前所述的腓肠肌及比目鱼肌的拉伸）等。

◆ 注意运动后自身状况。正确合适的运动，使人神清气爽，睡眠质量提高，锻炼结束后自我感觉舒服，体力充沛，渴望运动。如果感觉疲劳、嗜睡、全身酸痛，可能是运动过量，则需要降低运动量。

◆ 运动量应该随着身体素质的改善逐步提高，始终保持对身体的最佳刺激，产生最好的锻炼效果。

◆ 关注自身变化。一段时间的适宜运动后，体重会有轻微下降，每周体重下降一般不应超过 2 kg，体重下降过快意味着运动量可能过大。

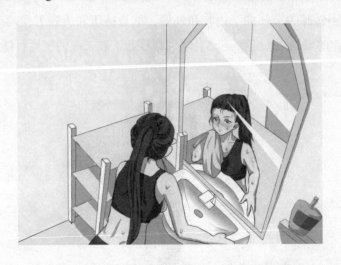

骨质疏松症患者不能做什么运动

◆ 在日常生活中，要预见跌倒、脆性骨折等意外发生的可能性，要充分利用身边的工具，并用安全的动作、姿势等帮助减少意外的发生。

　　△ 上、下公交车和楼梯的时候不要过于匆忙，可借助扶手帮助稳定身体后再迈步行走。

　　△ 在日常生活动作中，如搬抬重物时，注意维持正确的姿势。

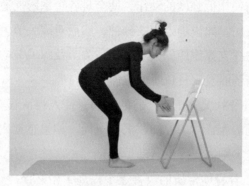

搬抬重物时正确姿势

　　△ 还在工作的骨质疏松症患者，每隔一段时间变换劳作的姿势，并适当休息。

　　◆ 骨质疏松症患者要注意避免的一些姿势或动作。

　　△ 尽量不做膝关节屈曲、内收和外展、重力挤压和旋转力量的动作。例如：包含跳跃动作的健身操。这类运动会增加脊柱和下肢末端的压力，使脆弱的骨骼发生骨折。

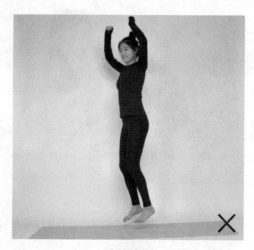

跳跃动作

△ 尽量不做使脊柱屈曲、旋转性的动作。比如仰卧起坐、划船。

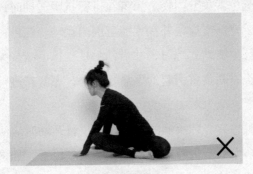

旋转性动作

△ 尽量不做易跌倒的动作。

△ 不做爆发力性的动作，比如跳跃。

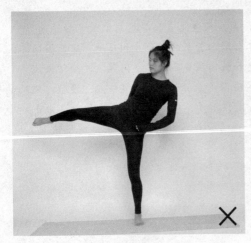

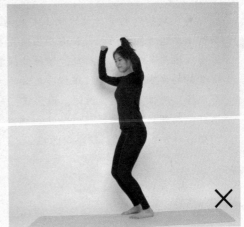

易跌倒动作

爆发力性动作

 骨质疏松症合并骨关节炎、心肺疾病患者在运动时需要注意些什么

　　如果有骨质疏松症同时患有骨关节炎的患者，在进行运动时应该减少与地面的冲击力，避免做跳跃运动，可选择提踵运动（即脚尖着地，脚跟做放下、抬起

的运动）代替跳跃运动，或者进行负重提踵运动，双足不应同时离开地面，以避免因冲击过大，加重患者关节损伤。患者在进行抗阻运动时，需要调节阻力的重量及角度，同时给予背部支撑，并在无痛范围内运动。在进行平衡训练时，建议使用疼痛较轻侧进行单腿站立练习，并借助手杖支撑，减少关节负重。同时需缩短锻炼时间，避免长时间负重引起的疼痛。另外，患者在进行太极拳锻炼时，需减少膝关节屈曲角度，减少对关节的负重。

骨质疏松症同时患有心肺疾病的患者，在进行运动时应注意运动强度，将强度控制在出现心肌缺血及严重呼吸困难症状的水平以下。如果患者感到疲惫或者平衡能力较差，锻炼的体位可由站位调整为坐位，运动时应避免憋气或者等长收缩超过 5~10 秒。

小贴士

骨质疏松症的骨折风险较正常人高，因此很多患者怕骨折而不敢参加运动。实际上，适当的运动方式和运动强度并不会增加骨折的风险。相反地，它能够通过有效地改善神经肌肉功能、增强骨强度和肌肉强度而减少跌倒风险，预防或减少骨折的发生。适合骨质疏松症患者的运动很多，诸如散步、健步走、慢跑、跳有氧操、跳舞、骑车、游泳、做体操、打太极拳等，但应根据自己身体状况做出选择。刚开始可以有氧运动为主，辅助一些力量练习，然后根据实际适应情况，调整运动方式和强度，循序渐进。

13

应对疼痛

骨质疏松症患者全身痛的原因是什么

疼痛是骨质疏松症最常见、最主要的症状。骨质疏松性疼痛的主要原因有：①在骨转换过程中，骨吸收增加，骨小梁破坏，骨膜下骨皮质破坏，破骨细胞溶骨所致，以夜间痛为主要表现。②机械应力造成的微骨折，以劳累后疼痛为主要表现。③骨骼畸形所致的肌肉、韧带受力异常，骨质疏松症患者活动时，腰背部肌肉长期处于紧张状态，造成腰背肌疲劳、痉挛而疼痛。④严重的低骨量衰竭，长期卧床、制动所致。⑤脆性骨折所致，通常出现在轻微外伤后。仍需排除因骨折、软组织损伤和劳损、骨结构不稳定及内科疾病（如风湿、肿瘤等）、药物等问题引起的疼痛。

骨质疏松性疼痛的特点

疼痛是一种复杂的、主观的感受，骨质疏松性疼痛最突出的特点是全身性钝痛，无固定的压痛点，久坐、久站后疼痛加重，日轻暮重。疼痛常在改变体位后缓解，夜间休息及翻身时疼痛加重，疼痛在清晨醒来时最为严重。因为清晨醒来时身体肌肉比较僵硬，所以骨痛感加剧，而经过缓慢的活动，血液循环增加，疼痛能够有所缓解。

绝经后骨质疏松症患者腰背疼痛多见，并沿脊柱向两侧扩散，同时可能伴发四肢放射痛。

准确的疼痛评估是疼痛自我管理的第一步，因此，选择恰当的评估工具是正确评估疼痛的前提。可用下述简单易行的方法来进行疼痛的自我评价。

◆ 方法一：直观模拟评分表，即 VAS 疼痛评定量表。

VAS 是各种痛觉评分法中较敏感的方法，具体方法是：在一条 10 cm 直线的两端分别用文字注明"无痛"和"剧痛"，让患者根据自己的疼痛程度在线上划一交叉标记，在用尺子测量画线的距离，则为疼痛的得分。

VAS 简单易行、有效，相对比较客观而且敏感，但标记线时需要必要的感觉、运动和知觉能力。

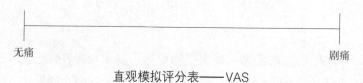

直观模拟评分表——VAS

◆ 方法二：数字评定量表，即 NRS 疼痛评定量表。

NRS 是应用范围最广的评估量表。具体评定方法为：将一条直线平均分成10 份，在每个点用数字 0~10 分表示疼痛依次加重的程度；0 分为无痛，10 分为剧痛，让患者自己圈出最能代表自身疼痛程度的数字。0：无痛；1~3：轻度疼痛；4~6：中度疼痛；7~10：重度疼痛。此评价表在国际上较为通用。

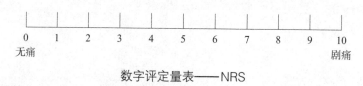

数字评定量表——NRS

◆ 方法三：面部表情疼痛量表。

该评价量表采用 6 种面部表情（从微笑至哭泣）表达疼痛程度，最适用于 3岁及以上人群，尤其适用于急性疼痛者、老人、小儿、表达能力丧失者、存在语

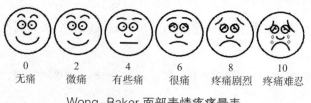

Wong-Baker 面部表情疼痛量表

言或文化差异者。

以上三种评估方法均可以客观进行疼痛评定，但每种评估方法的侧重点有所不同，选择其中一种方法进行疼痛评估即可。

 ## 怎样管理自我疼痛

疼痛是骨质疏松症最常见的症状之一，往往伴随疾病始终，在排除其他原因引起的疼痛后，骨质疏松症患者应该正确认识该疾病引起的疼痛，并进行自我管理。除使用药物治疗外，还可以从以下几个方面进行疼痛的自我管理。

◆ 保暖：避免寒冷刺激，平时宜用温水，天气变化时注意增减衣物，注意保暖、避免受凉，可缓解疼痛和防止肌肉痉挛。

◆ 作业活动：通过转移注意力来减少疼痛的刺激感觉，可根据自己的兴趣爱好选择合适的日常生活活动、职业劳动、认知活动，如手工制作工艺品、画画、写书法、弹琴等让自己获得满足感，降低疼痛带来的困扰。

◆ 心理干预：通过编排故事、创作诗歌活动等来调节内心情绪，可缓解骨质疏松症患者的焦虑、抑郁、疼痛等负面感觉；想象与快乐有关的地方和活动，并通过故事或诗歌等形式编排出来与他人分享，以转移疼痛的注意力。

◆ 疼痛教育：正确、客观地掌握骨质疏松症的相关知识，建立良好的健康态度及积极的适应性行为，保持身心放松。常用自我放松方法有缓慢深呼吸、肌肉放松、听音乐、朗读新闻趣事等。

 ## 怎样选择止痛药物

骨质疏松症引起的疼痛非常常见，但首先应排除其他原因引起的疼痛。对骨质疏松性疼痛目前没有特效的治疗方法。一般情况下止痛药物不推荐为骨质疏松症的常规用药，如必要时可适当选用，所以正确地认识并管理疼痛非常重要。如疼痛评分为 1~3 分，属于轻度疼痛，无骨折的骨质疏松症患者首选非药物治疗疼痛，客观认识并接受疼痛带来的不愉快感，学会正确的自我疼痛管理方法，并在康复治疗师等专业人员指导下掌握正确的锻炼方法后独立在家锻炼，也可同时配合康复治疗。如患者仍自觉疼痛不能忍受，可适当选择非甾体抗炎药（如布洛芬等）。此类药物有一定止痛作用，但不推荐为常规用药，使用时需注意胃肠道不良反应。而对已发生骨折的骨质疏松症患者的疼痛应考虑非药物及药物（如降钙素）治疗的联合应用，减轻疼痛。如疼痛评分为 4~6 分，则属于中度疼痛，必要时可选择弱阿片类药物（如可待因、曲马多）或者透皮阿片贴片辅助治疗；如疼痛评分为 7~10 分，则属于重度疼痛，必要时可选择阿片类（如吗啡）和非甾体抗炎药物。但是辅助镇痛药物的主要作用是减轻疼痛，且均有不同程度的副作用，包括对骨代谢有负面影响，尤其是阿片类药物具有成瘾性，一般情况下不推荐为常规用药。持久性疼痛如非药物治疗无效时，可以选择药物及非药物两种疗法联合治疗。以上药物的选择均需在专业医师的指导下用药，切勿盲目选择。

小贴士

骨质疏松症患者经常会出现疼痛不适，但在确定为骨质疏松性疼痛前需要排除其他原因所导致的疼痛，比如骨折、肌肉劳损、内科疾病或药物性疼痛等。骨质疏松性疼痛最重要的是需要患者进行自我评估与管理，通过保暖、转移注意力、心理调节等来接受并改善疼痛带来的不愉快感，同时可以在康复治疗师的指导下进行康复治疗。如果自觉疼痛难以忍受，则需要在专业医师的指导下选择适当的止痛药物进行干预。

14

物理治疗

 物理治疗可以止痛吗

骨质疏松症最常见的症状是疼痛，非甾体类镇痛药副作用较大，绝大多数患者不能长期使用。而骨质疏松性骨折常常愈合较慢，更易发生骨不连或不愈合。物理因子在骨质疏松症治疗中可有较广泛作用，除止痛、防止肌肉萎缩、改善肢体功能等外，还可促进成骨及钙、磷沉聚，改善骨密度，维持骨结构，防止继发性骨质疏松症，促进骨折愈合等。总之，在手术、药物治疗的基础上辅助运用各种适宜物理因子在防治骨质疏松症/骨质疏松性骨折及急、慢性疼痛等相关症状、体征中有明确作用，可达到锦上添花的效果。

不同的物理因子治疗对骨质疏松症患者的作用亦有所不同。低频脉冲电磁场疗法、紫外线疗法、全身振动、直流电离子导入（Ca^{2+}）等可以增强骨量；高频、经皮神经电刺激、干扰电等电疗及温热疗法可以缓解骨质疏松症患者的疼痛；低强度脉冲超声波及体外冲击波等物理治疗可促进骨折愈合；另外，音频电疗法、超声波疗法、神经肌肉电刺激、水疗等物理因子治疗及推拿疗法等可以改善肌肉萎缩、关节粘连、神经功能失调等引起的神经肌肉功能障碍，改善关节活动度，促进感觉、运动恢复，改善患者的活动能力。值得注意的是，任何一种物理因子的治疗作用是综合的，而非单一的治疗作用，而任何一种物理因子治疗也不能解决所有问题，故临床上多是在药物、运动疗法等基本治疗的基础上，选择 2 种或以上物理因子联合治疗，更好地提高治疗效果。具体治疗方法应根据患者实际病情，在康复医生和治疗师专业指导下进行。

哪些物理治疗可以缓解疼痛

应用频率大于 100 kHz 的交流电治疗疾病的方法称高频电疗法。因作用深度较深，且具有改善血液循环，加速炎症、代谢产物清除，缓解肌肉痉挛，减轻疼痛等作用，临床中该疗法应用较多。

应用频率 1 000 Hz 以下的脉冲电流治疗疾病的方法，称为低频冲电疗法。其特点是：①均为低压、低频，而且可调。②无明显的电解作用。③对感觉、运动神经都有强的刺激作用。④有止痛但无产热的作用。该法在临床较常用。经皮神经电刺激属于低频脉冲电疗法的一种，可刺激感觉纤维，关闭疼痛传入的闸门，在止痛方面有较好的效果，可用于骨质疏松症患者局部疼痛的治疗。

干扰电疗法是将频率为 4 000 ± 100 Hz 的正弦电流交叉地输入人体，交叉干扰后为 0~100 Hz 的低频，在机体深部产生一个差频电流。干扰电疗法最突出特点是兼有中频和低频电疗的特点，对深部组织具有较好的止痛作用。

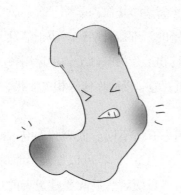

此外，蜡疗、水疗、红外线等物理因子治疗均有一定的止痛作用，建议在专业人员的指导下，根据患者病情，选择适合的物理因子治疗方法。临床上常选择两种以上的方法联合治疗，缓解疼痛的效果更好。

 ## 哪些物理治疗可以增加骨量

除了运动锻炼外，我们还可以用一些理疗仪器来辅助增加骨量，物理因子具有一定的优势：解剖靶向性、非侵袭性、低成本、便利等。能产生压电效应、改善骨骼血液循环、增加应力负荷或产生维生素 D 等活性物质的物理因子可增加骨量。常用的这类物理因子治疗主要有低频脉冲电磁场疗法、紫外线疗法等。

维生素 D 在促进成骨、抑制破骨细胞活性中的作用是非常明确的，紫外线能够促进皮肤中的麦角固醇及 7- 脱氢固醇分别转化为维生素 D_2 和维生素 D_3，改善钙、磷代谢，在骨质疏松症防治中有明确作用。一般来讲，只要阳光较充足，阳光中的紫外线可促进产生较多的维生素 D，满足机体需要。在日照时间、强度不够的情况下，如在常年阴雨天气或寒冷地区生活和足不出户等特殊环境（如潜艇官兵）等，可用人工紫外线做补充治疗手段。

全身振动：利用仪器对全身进行振动所产生振动刺激可诱发肌肉收缩来强化骨骼。全身振动适用于所有骨质疏松症患者，由于是物理振动，对于机体其他组织可能也有影响，比如有新近骨折、软组织损伤、椎间盘突出等疾病就不能采用该治疗手段。

不同的物理治疗方式和治疗时间等参数可以根据自己身体情况和康复医生的建议进行选择。

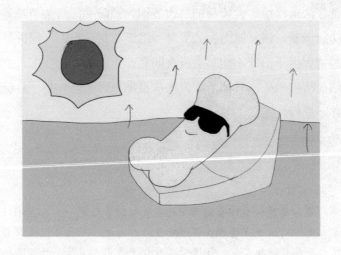

 ## 哪些物理治疗可以促进骨折愈合

手术治疗是治疗骨质疏松性骨折的主要方法，但骨质疏松性骨折愈合较差，而抗骨质疏松症药物及运动锻炼等也是重要的促愈手段。此外，适当运用一些物理治疗也可加快骨折愈合。骨质疏松症患者骨折愈合比较困难，易造成局部骨延迟愈合及骨不连，严重影响其功能恢复。近年来已明确低强度脉冲超声波及体外冲击波治疗促进骨折愈合，减少骨不连发生。

有大量研究表明，电磁场在增加骨量的同时，可加速骨折的愈合，对骨折不愈合或延迟愈合有治疗作用。

骨组织对于高频和持续的机械刺激很敏感，健康或骨折愈合过程中的骨组织接受应力刺激后可促进骨重塑和再生。除了人体自身运动外，低强度脉冲超声波及体外冲击波治疗也有明确的促进骨折愈合作用。低强度脉冲超声波及体外冲击波疗法可以直接刺激骨组织，从而促进骨折愈合。研究表明，低强度脉冲超声治疗还可以促进软骨细胞的分化成熟，进而促进骨折愈合并改善愈合的质量。作为促进骨质疏松性骨折愈合的有效治疗手段，低强度脉冲超声波及体外冲击波疗法是无创、安全的，避免了手术带来的疼痛和风险，将成为防治骨质疏松症及相关骨折重要物理治疗方法。美国 FDA 批准了低强度脉冲超声波用于促进骨折愈合。

除了直接刺激骨组织外，音频电疗法、神经肌肉电刺激、水疗等物理因子治疗及针灸推拿疗法可以缓解骨折后的肌肉萎缩，预防和缓解关节粘连，从而促进运动系统的功能恢复，恢复肌肉、关节对骨组织的刺激作用，促进骨折的恢复。

任何一种物理因子治疗不能解决所有问题，所以最好选择多种物理因子联合治疗，从而增加治疗效果。具体治疗方法应根据患者实际病情，在康复医生、治疗师专业指导下进行。

小贴士

物理治疗是骨质疏松症综合治疗中的有效辅助手段之一，根据不同个体实际情况，在专业医师的指导下选择合适的物理治疗方案，不但可以缓解骨质疏松性疼痛等症状，还具有增加骨量、促进骨折愈合等作用。当然，物理治疗作为一种辅助治疗方法，并不能取代内科治疗在骨质疏松症治疗中的地位，且需要在专业指导下联合多种物理因子以达到最佳治疗效果。

15

中医治疗

 中医在骨质疏松症防治中有哪些作用

中医认为，肾主骨，骨质疏松症多是由于肾气不足，气血精髓不能充于骨腔，从而无力维持骨的正常形态而发病。老年人肾精虚少，经络不通，气血不畅，经脉不畅，不通则痛，产生疼痛症状。脾胃为气血生化之源，脾胃所运化的水谷精微，灌溉滋养全身的肌肉，所以人体肌肉的丰满强健和消瘦痿弱与脾之运化功能息息相关。中医把骨质疏松症归属"骨痿、骨枯、骨痹"范畴，认为其发病机理为肾虚及脾虚，因此，从骨质疏松症发病原因分析，调补肾气、脾胃法亦是治疗骨质疏松症的重要方法之一。故针对不同症型而采用补肾壮骨、益气健脾、活血通络等多种治疗法则，可选择部分补益或强壮类的中药、方剂或者部分中成药，对骨质疏松症患者进行辨证论治地有针对性用药。除中药治疗外，还可以针

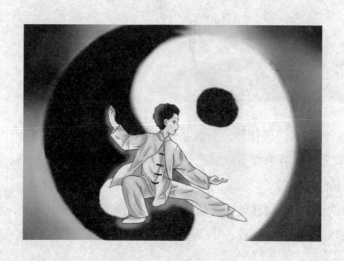

对患者自身情况选择传统康复治疗，比如针灸、推拿、火罐、中药熏蒸等。另外，太极拳、易筋经、八段锦、五禽戏等中国传统的医疗体操，可对骨质疏松症患者有较好的防治作用。

 ## 骨质疏松症能做针灸治疗吗

针灸是一种"内病外治"的医术。是通过经络、腧穴的传导作用，以通经脉，调气血，使阴阳归于相对平衡，使脏腑功能趋于调和，从而达到防治疾病的目的。所以可以通过针灸来进行骨质疏松症的治疗和预防。与骨质疏松症治疗相关的穴位主要有以下几种。

◆ 身柱：经穴名，属督脉，此穴位于背部，当后正中线上，第3胸椎棘突下凹陷中。此穴位主要针对骨质疏松症引起的上背疼痛。

◆ 腰阳关：经穴名，属督脉，此穴位于腰部，身体后正中线上，第4腰椎棘突下凹陷中。此穴位主要针对骨质疏松症引起的中、下背疼痛。

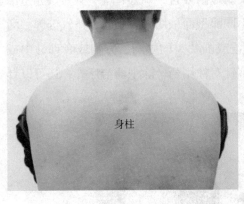
身柱

腰阳关

◆ 关元：经穴名，属任脉，为强壮保健要穴。此穴位于腹部正中线上，脐下3寸。简易取穴法：脐中直下四横指处。此穴位有培补元气之功效，可以提升患者自身对疾病的抵御能力。

◆ 气海：经穴名，属任脉，又名丹田。此穴位于腹前正中线上，当脐中下1.5寸。《铜人腧穴针灸图经》载："气海者，是男子生气之海也。"此穴有培补元气之功效，益肾固精，可以提升患者自身对疾病的抵御能力。

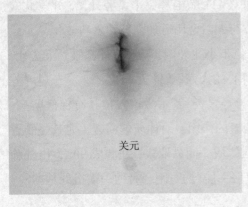

关元

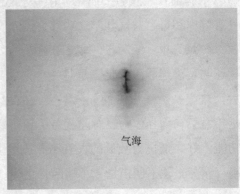

气海

◆ 太溪：经穴名，属足少阴肾经原穴。其位于足内侧，内踝后方与脚跟骨筋腱之间的凹陷处，也就是说在脚的内踝与跟腱之间的凹陷处。此穴为肾经原穴，刺激该穴位有补肾益精之功效。简易取穴：可采用正坐，平放足底或仰卧的姿势，太溪穴位于足内侧，内踝后方与脚跟骨筋腱之间凹陷处按揉，酸胀感最明显的地方即是。

◆ 太白：经穴名，属足太阴脾经原穴。在足内侧缘，当足大趾本节（第1跖趾关节）后下方赤白肉际凹陷处。此穴为脾经原穴，刺激该穴位可以有补脾养脾之功效。

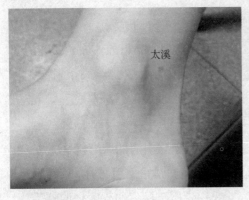

太溪

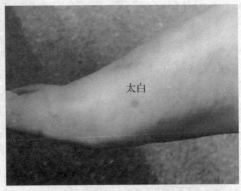

太白

◆ 肾俞：经穴名，属足太阳膀胱经，在第2腰椎棘突旁开1.5寸处。此穴具有滋阴壮阳、补益肾元，使之精力充沛、益精聪耳的作用，该穴位与太溪合用可加强补益肾元之功效。

◆ 脾俞：经穴名，属足太阳膀胱经。第 11 胸椎棘突下，旁开 1.5 寸。此穴具有健脾和胃，益气壮阳之功效，该穴位与太白合用可加强健脾之功效。

◆ 足三里：经穴名，属足阳明胃经，位于小腿外侧，犊鼻（外膝眼）下 3 寸，犊鼻与解溪连线上。足三里是一个强壮身心的大穴，《针灸真髓》曰："三里养先后天之气，灸三里可使元气不衰，故称长寿之灸。"刺激该穴位具有保健防病、延年益寿、增强体力、解除疲劳、预防衰老的作用，对体质虚弱者，尤其是肠胃功能不好、抵抗力减低的人宜用此法增强体质。简易取穴：屈膝成 90°，由外膝眼（犊鼻）往下四横指，小腿两骨之间（胫、腓骨），距胫骨约一横指处是本穴。

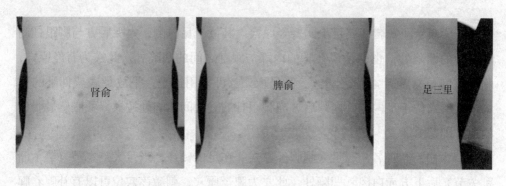

肾俞　　　　脾俞　　　　足三里

 骨质疏松症应该如何推拿

推拿为一种非药物的自然疗法、物理疗法。它以中医的脏腑、经络学说为理论基础，并结合西医的解剖和病理诊断，运用双手作用于病患的体表、受伤的部位、不适的所在、特定的腧穴、疼痛的地方，运用推、拿、按、摩、揉、捏、点、拍等形式多样的手法，达到疏通经络、推行气血、扶伤止痛、祛邪扶正、调节机体生理病理状况，达到理疗目的。

骨质疏松症可进行推拿治疗，尤其是对骨质疏松症引起的腰背疼痛是安全、有效的。但推拿的手法应以轻柔为主，用力均匀沉稳，禁止使用暴力、旋转手法，防止意外事故，并根据患者年龄、体型及 X 线片骨质疏松症的程度来调整手法、力量。此外，运用特定的手法去刺激相关穴位，通过经络的内联外络、气血循环流注，可产生局部及全身的治疗作用。

治疗骨质疏松症常用的手法主要有以下几种。

◆ 揉法：以指、掌、掌根、小鱼际、四指近侧指间关节背侧突起、前臂尺侧肌群肌腹或肘尖为着力点，在治疗部位带动治疗部位皮肤一起做轻柔缓和的回旋动作，使皮下组织层之间产生内摩擦的手法。

其中利用掌根及大鱼际的揉法主要是针对骨质疏松症引起的面积较大的肌肉（如腰、背、大腿、小腿肌肉）及髋部疼痛；利用中指和拇指的揉法主要针对穴位和某些特定的骨质疏松症引起的面积较小的部位。

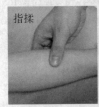 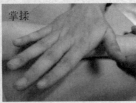 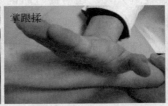 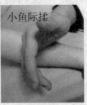

指揉　掌揉　掌跟揉　小鱼际揉

◆ 拿法：指用拇指和示、中指，或用拇指和其余四指的指腹，相对用力紧捏一定的部位。该手法主要针对骨质疏松症引起的颈、肩、上肢等部位肌肉的疼痛。

◆ 点穴法：是指以手指着力于某一穴位逐渐用力下压的一种以指代针的手法，该手法主要针对患者穴位和骨质疏松症引起某些特定的面积较小且疼痛明显的部位（脊柱两侧的肌肉疼痛）或者针对容易晕针的患者使用。可针对上述疼痛部位及针刺穴位，进行点穴手法治疗。

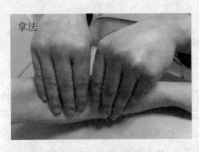 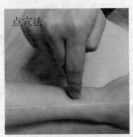

拿法　点穴法

四肢疼痛的骨质疏松症患者可自行采用拿法对疼痛部位进行肌肉放松，并采用点穴法对上述针灸选穴进行自我点压，腰背部疼痛患者可让家人采用揉法对其腰背部肌肉进行放松，有一定的保健及缓解骨质疏松性疼痛的作用。

太极拳与骨质疏松症防治

太极拳比较温和，似乎对骨骼的直接保护作用不是很明显，但在缓解心理压力，改善全身情况，增强身体协调、灵活柔韧性等方面，尤其是增强平衡能力、防跌倒方面是明确而独特的。

练太极拳时，以腰为轴，全身上下、肌肉关节、四肢百骸等都可得到充分活动，不仅可缓解骨量丢失，还可促进肌肉紧实，使关节灵活。太极拳特别注重下盘脚腿功夫的锻炼，使下盘脚腿稳固有力，所以太极拳运动可增强腿部的力量和耐力、下肢骨的支撑力，保持关节灵活性和韧带的柔韧性，增强平衡能力，延缓骨质疏松症的发生，并可增强抗跌倒能力，减少骨质疏松性骨折的发生。另外，太极拳也强调躯干控制的练习，通过锻炼可以强化躯干周围的肌肉，可使相应的骨骼尤其腰椎受到一定的运动负荷，从而使骨骼产生较大适应性改变。

太极拳强调阴阳平衡、动静结合、刚柔相济，此功法适合任何人，特别适合中老年人，在预防和治疗骨质疏松症方面总体上是安全、有效的。在练习太极拳时应根据自身情况决定练习的强度，骨质疏松症患者在练习时应避免马步过低，尽量下蹲屈膝不要超过 90°，减少对髋、膝关节的压力，如重度骨质疏松症患者练习太极拳时轻微下蹲或站立练习即可，不用过于追求马步的高低，强调躯干核心的控制；另外在太极拳练习中有腰椎旋转动作时应尽量避免过度旋转，避免对脊柱造成损伤，做到锻炼有度、循序渐进。

小贴士

中医认为骨质疏松症的发病机理为肾虚及脾虚，调补肾气、脾胃法是中医治疗骨质疏松症的重要理论。目前研究发现，中医治疗包括中药、中成药等药物性治疗，针灸、推拿等康复治疗，以及太极拳等传统医疗体操治疗等，在骨质疏松症治疗、增加平衡能力、预防跌倒等方面都具有不同程度的作用。

16

日常生活

 注意事项

• 起床

先侧身，然后靠上肢的力量慢慢撑起上半身，坐起，再靠双手以及臀部慢慢移到床边下床即可；如果是平地，则需要转体变成四肢着地的状态，然后靠双手支撑，慢慢将双腿变成站立准备状态，最后缓缓站起。

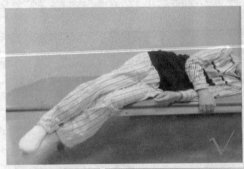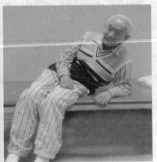
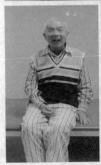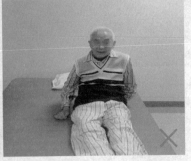

起床

卧

选择有支撑力的床垫。不宜抱着头或把手臂枕在头下，也不应该双腿交叉或弯曲。建议老人睡眠姿势应以"卧如弓"为标准，尤其以右侧卧为最佳。

站姿

◆ 错误的站姿：头前倾，驼背，膝盖超伸。

◆ 正确的站姿：从正面看五条线与地面平行（两侧眼、肩、髋、膝盖、踝部连线），从侧面看内耳、肩峰、臀部中央膝盖外侧、足底后 1/3 连线与地面垂直。

行走

老人走路应尽量昂首挺胸，不要驼背；手臂自然地轻微摆动，可以起到助力、维持平衡的作用；迈步时，要用大腿带动小腿，否则容易疲劳。有必要可使用拐杖、助行器。上下楼梯宜慢行，可握扶手。

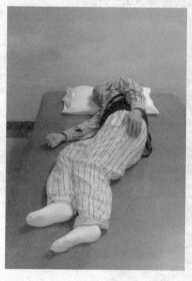 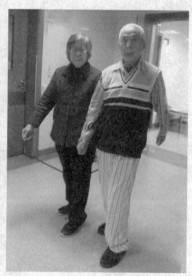

卧 行走

搬重物

搬动地面上或低于腰部位置物品时，应先蹲下，尽可能使自己重心与物品平行，搬动物品后再站直身体。在搬运过程中应尽量将物品靠近身体，而不是远离身体重心。

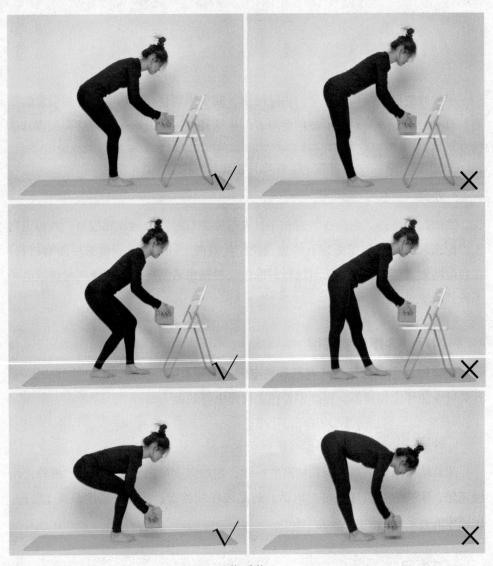

搬重物

· 穿脱衣物及鞋袜

穿脱衣物及鞋袜应在坐姿下进行。如患者平衡稳定性较差的骨质疏松症患者，在上卫生间、上下楼梯、乘公共汽车时，动作应缓慢，如旁边有扶手，尽量借助扶手支撑完成，避免患者出现跌倒。

营造安全家庭环境

尽量改造居家及周边环境，去除障碍，减少因居住环境因素不合理引发的跌倒。可参考以下方案对骨质疏松症患者的生活环境进行改造，但应结合患者具体情况适当调整。

外部

地面保持平整，台阶少、有扶手；人行道旁有声控或运动感应灯；人行道与入口距离较近，停车位旁应有停放及操作轮椅的空间；台阶表面采用防滑材料，在台阶两侧安装扶手，台阶可选择斜面坡，根据患者情况可采用呼叫对讲或电子卡开锁系统进入。

门厅、客厅和就餐区

此区域面积应保证轮椅有回旋的空间；避免衣架、花盆等突出物体；插座、开关可安装环境控制器，提高患者独立操作电器的能力。

卧室

床靠墙或墙角，高度与轮椅高度一致，增加高度可用木板或床垫，推荐使用硬床垫；床头柜摆放床头灯、电话、药品或呼叫铃等；挂衣杆高度最高 122 cm；保证床前有足够的活动空间。

卫生间

内部宽度不小于入口宽度，便于轮椅使用者进入；坐式马桶高度 38~45 cm；洗浴玻璃门换为浴帘；浴室内应全部安置安全抓杆及握柄；呼叫器距地面高 40~50 cm；洗涤槽两侧和前缘 5 cm 应设置安全抓杆，水管采用隔热处理，防止接触性烫伤，用单杠杆水龙头，最好有水温指示。

• 厨房

柜台角和边缘应是圆的，推荐使用并列式冰箱以便患者可以够到冰箱及冷冻物；电器的分档控制器应在前方或侧方，高度应至少离地面 102 cm；微波炉及烤箱是烹调更方便、安全的替代选择。

改善活动能力的辅助工具

骨质疏松症最严重的并发症是骨折（椎体压缩骨折、股骨颈骨折、桡骨远端骨折和肱骨近端骨折等）及由此引起的畸形（脊柱、髋部、肢体畸形等）、疼痛、活动障碍等。在骨质疏松症治疗中可应用康复工程原理，制作适合的支具、矫形器和保护器来固定、制动，减重助行，缓解疼痛，矫正畸形，预防骨折发生，以配合药物、手术、运动等基本治疗的顺利进行。如脊柱支具在限制脊柱过度屈伸的同时还可使患者有一定的活动度，预防椎体出现压缩骨折，而髋保护器可以在跌倒时保护髋关节。下面介绍几种骨质疏松症患者常用的助行器及其选配方法。

• 手杖

为用一只手扶持以助行走的工具。又可分为以下几种。

◆ 单足杖：适用于握力较好、上肢支撑力强、平衡功能较好的骨质疏松症患者。

◆ 多足手杖：由于该手杖有 3 足或 4 足，支撑面广而稳定，用于平衡能力欠佳、用单足手杖不能安全行走的骨质疏松症患者。

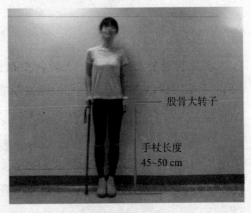

股骨大转子

手杖长度
45~50 cm

手杖高度的测量

• **腋杖**

稳定性较手杖好，但使用没有手杖方便，适用于骨质疏松性下肢骨折的患者使用。腋杖的长度应为站立时身高减去 41 cm，股骨大转子的位置为把手的位置。

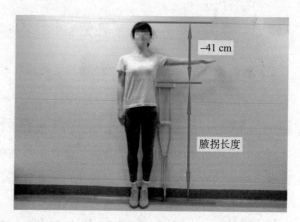

−41 cm

腋拐长度

腋杖高度测量

• **助行架**

其种类分为标准型助行架、轮式助行架、助行椅、助行台。其作用是保持立位身体平衡、支撑体重、训练行走、增强肌力。适用于平衡功能较差以及双下肢肌力不足的患者。选择助行器适合的高度为地面至手腕、手肘弯曲约30°的高度。

• **轮椅**

康复的重要工具之一，不能长距离行走或行动不变的重度骨质疏松症患者可借助于轮椅更方便、安全地完成日常生活动作，进行身体锻炼和参与社会活动。

标准的轮椅一般由轮椅架、车轮、刹车装置、椅座、靠背组成。乘坐轮椅者承受压力的主要部位是坐骨结节、大腿及腘窝、肩胛区。因此，在选择轮椅时要注意这些部分的尺寸是否合适，避免出现皮肤磨损、擦伤及压疮。具体的测量方法如下。

◆ 座位宽度：是指轮椅两侧扶手侧板之间的距离。测量坐下时两臀间或两腿之间的距离，再加 5 cm，即坐下以后两边各有 2.5 cm 的空隙。

◆ 座位长度：是指轮椅靠背到座位前缘之间的距离。测量坐位时后臀部至小腿腓肠肌之间的水平距离，将测量结果减 5 cm。

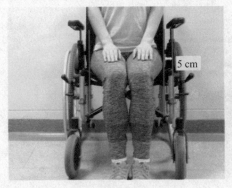

座位的宽度

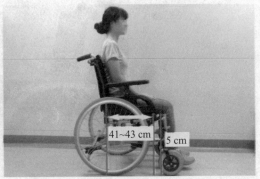

座位的深度

◆ 座位高度：测量腘窝至地面高度，一般为 45~50 cm。

◆ 坐垫：为了舒适和防止压疮，座位上应放坐垫，可用泡沫橡胶（5~10 cm 厚）或凝胶垫子。为防止座位下陷，可在坐垫下放一张 0.6 cm 厚的胶合板。

◆ 靠背高度：靠背越高，越稳定；靠背越低，躯干上部及上肢的活动越大。
①低靠背：测量坐面至腋窝的距离（一臂或两臂向前平伸），将此结果减 10 cm。
②高靠背：测量坐面至肩部或后枕部的实际高度。

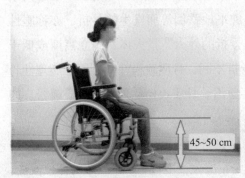

座位的高度

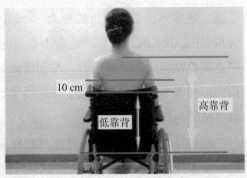

靠背高度

◆ 扶手高度：指轮椅座面到扶手之间的距离。坐下时，上臂垂直，前臂平放于扶手上，测量椅面至前臂下缘的高度，再加 2.5 cm。适当的扶手高度有助于保持正确的身体姿势和平衡，并可使上肢放置在舒适的位置上。

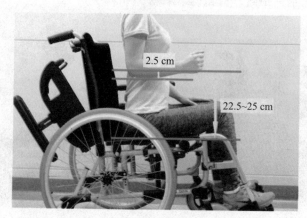

扶手高度

◆ 其他辅助件：可增加手柄摩擦面，车闸延伸，安装防震装置、防滑装置，在扶手上安装臂托、轮椅桌以方便患者吃饭、写字等。

发生骨质疏松性骨折的主要原因

骨质疏松性骨折为低能量或非暴力骨折，指在日常生活中未受到明显外力或受到"通常不会引起骨折的外力"，或单纯平地跌倒等而发生的骨折，亦称脆性骨折（fragility fracture）。"通常不会引起骨折的外力"指人体从站立高度或低于站立高度跌倒产生的作用力。与创伤性骨折不同，骨质疏松性骨折属于病理性骨折，即骨骼本身异常导致强度降低是主要原因。骨质疏松性骨折是骨质疏松症的最终结果与最严重的并发症。

发生骨折的主要原因除骨质疏松症患者自身骨强度（骨密度和骨质量）降低、脆性增加外，很大部分原因为跌倒。跌倒是指突发、不自主、非故意的体位改变。骨质疏松症主要发生在老年人，老年人的全身脏器均出现生理功能减退，包括视觉、听觉、触觉、前庭及本体感觉的减退以致对环境及位置的判断障碍等，可引起跌倒。此外，骨骼、关节韧带及肌肉等运动系统组织的结构、功能的损害、退化可导致肌力降低、耐力及平衡能力下降，常使老年人举步时抬脚不高，行走缓慢、不稳，也导致跌倒危险性增加。最后，卒中、心脏疾病、癫痫等内科疾病及药物的使用都易造成老年人跌倒。

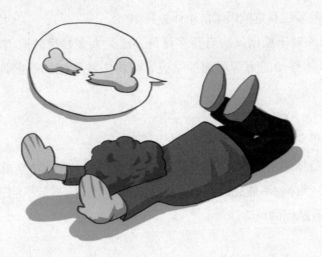

跌倒风险性评估

目前国际上还没有关于评估跌倒风险的共识。跌倒的危险因素较多，目前的研究发现包括以下几方面。

内在危险因素

◆ 年龄 >80 岁。

◆ 生理：步态、平衡、肌肉功能下降；神经传导减慢；骨骼、关节、韧带及肌肉的结构、功能损害和退化等。

◆ 疾病：视力障碍，关节炎，认知功能障碍、抑郁症。

◆ 药物：苯二氮䓬类药物或抗精神病药物、1a 类抗心律失常药物、地高辛、利尿剂、抗惊厥药物等。

◆ 心理：如抑郁、恐惧等。

• 外在危险因素

包括环境因素，如地面湿滑、设施摆放、使用辅助装置（如轮椅、拐杖等），还有社会因素。

危险因素越多，其跌倒的发生风险越高。当同时存在 4 个或更多的危险因素时，其跌倒风险较没有危险因素的个体提高 70%。

目前国内外对于跌倒风险有很多评价办法，大多是反映肌肉力量、耐力、平衡能力、机体移动能力等方面的量表，特将一些常用的跌倒评估方法列举如下。

• Tandem Standing 测试

用于检测身体的平衡能力。两脚前后放置排列成一字，站立 10 秒钟，再换为单脚站立 10 秒钟。不能完成此动作的受试者跌倒风险高。不能连续做 8 组此测试的受试者有跌倒的风险。

• Timed-Up & Go 测试

用于检测行走能力和肌肉功能。要求受试者从普通扶手椅中站立起来，并以普通步速行走 3 米，然后再次走回扶手椅并坐下。整个测试的时间长于 12 秒则该受试者有跌倒风险。

• Normal Gait Velocity 测试

要求受试者以普通的步态行走。记录受试者行走 4 米所需要的时间。时间长于 4 秒的受试者有发生跌倒的风险和髋部骨折的风险。

• Chair Rising 测试

用于检测肌力。受试者双手交叉置于胸前，以个人最快的速度反复起立、坐下 5 次。整个过程中不能使用双手辅助完成。不能完成此测试或者完成整个测试所需时间超过 10 秒者都具有高跌倒风险。

• 修订版跌倒效能量表（MFES）

测定受试者完成穿衣、家务等日常活动时不发生跌倒的自信程度，每项0~10分，评分标准：没有信心为0分；有一定信心为5分；有充足信心为10分。各项评分的总和再取均值，得分越高，跌倒风险越低。

- ◆ 穿脱衣物
- ◆ 洗澡
- ◆ 上床与下床
- ◆ 在房间内走动
- ◆ 做较轻家务
- ◆ 使用公共交通工具
- ◆ 晾晒衣物
- ◆ 做简单的饭菜
- ◆ 从椅子上坐下 / 站起
- ◆ 接电话
- ◆ 伸手到橱柜 / 抽屉里拿东西
- ◆ 简单购物
- ◆ 过马路
- ◆ 上、下楼梯

跌倒风险的评估应定期进行，建议普通老年人每年筛查1次跌倒风险，高风险患者应每半年重复评估1次。

怎样预防跌倒

跌倒是指突发、不自主、非故意的体位改变，不一定必须是身体倒下至地面，如老年人在步行时遇见突然窜出的宠物犬而突然停止步行也属于跌倒。据国外流行病调查发现，15.9% 的年龄 ≥ 65 岁的老年人在 3 个月内发生过跌倒，绝经后女性发生跌倒的人数更远远高于这一比例。跌倒是发生骨质疏松性骨折的重要危险因素，60 岁以上老年人每年发生的跌倒中约 1/10 会造成骨折。除此之外，跌倒也是 60 岁以上老年人非致命损伤和因伤住院的最常见原因。国家卫生健康委员会 2007 年公布的《中国伤害预防报告》显示，我国每年至少有 2 500 万 60 岁以上老年人发生跌倒相关损伤。

预防跌倒的发生可降低骨质疏松性骨折的风险。如前所述，跌倒的危险因素包括环境、药物、疾病、肌肉等。其中，肌肉功能、本体感觉和平衡能力等是可改善的危险因素。

• 增强肌力

随着年龄的增长，机体的肌肉力量会逐渐下降，50 岁之后以每 10 年 12%~15% 的速度下降，65 岁以后下降速度将进一步加快。下肢肌力减少是重要的跌倒危险因素，可显著增加跌倒风险。可用药物和运动等措施来增强肌力。骨骼肌是活性维生素 D 代谢产物的靶器官，肌减少及无力是维生素 D 缺乏的一种比较特征性的临床表现。维生素 D 除可以促进蛋白质的合成和肌细胞的生长外，还可以调节肌肉的钙代谢。血清 25（OH）D 水平与老年人的肌力和下肢功能呈正相关。因此维生素 D 缺乏时可导致肌力下降，骨折风险增加。多个随机临床试验和观察性研究数据表明，补充钙和（或）维生素 D 能减少绝经后妇女发生跌倒的危险。美国老年医学会和英国老年医学会 2010 年发表的《老年人跌倒预防指南》指出，伴跌倒风险的老年人及维生素 D 缺乏者均应每日补充维生素 D。降低跌倒风险 20% 的剂量为 17.5~25 μg/d。除了补充维生素 D，还可通过针对特定肌群尤其是下肢的锻炼（见运动疗法部分）来帮助预防跌倒。

• 提高平衡能力

平衡能力下降及既往跌倒史可增加 3 倍跌倒风险。

除了增强肌力（见上），应治疗影响平衡能力的疾病，如神经、精神疾病；除治疗足部疾病等外，还可从改善环境、进行平衡训练等方面提高机体平衡能力，预防跌倒。大量证据表明平衡训练可显著降低跌倒概率。

维生素 D 可以诱导神经生长因子合成，从而增强神经肌肉协调性。多项临床试验发现长期补充维生素 D 可改善平衡能力，降低跌倒风险。

本体感觉：随着年龄的增加，本体感觉的阈值或敏感性下降，因此老年人不能像年轻人一样及时发现并纠正不良姿势，使姿势的稳定性降低，并且对外界干预（如地面条件的改变、外力的冲击）的反应性变得迟钝，表现为平衡能力下降，更易发生跌倒。为了防止跌倒和减少跌倒相关损伤，神经肌肉训练被认为有助于延迟本体感觉的减退，从而改善姿势控制的有效性。

需要特别强调的是，目前发现在跌倒高危人群中，单一的干预措施效果有限。必须在基于功能、医学和社会关注的危险因素评估基础上，采取多因素、跨

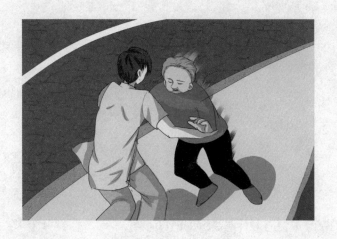

专业的策略来预防老年人跌倒的发生。

 ## 应用"星形"进行平衡训练

  星形平衡训练是一种简单、易行的评估及训练动态平衡能力的方法。星形平衡训练测试还是一种预测损伤的有效工具，如果在对称性方法存在差异（大于等于 4 cm），则下肢受伤的概率显著增加。

  首先准备 4 条 6~8 英尺（1 英尺 =30 cm）的胶带，之后将胶带贴成星形。锻炼者一只脚站在星形的中间，另一条腿尽可能向不同的方向触地，在每一次向不同的方向触地后收腿。锻炼者每条腿共需要完成 8 个方向的触地动作。每天 3 组：第一组 10 次，第二组 8 次，第三组 5 次。8 个方向完成为 1 次。

小贴士

  骨质疏松症患者发生脆性骨折的原因除了骨骼强度下降、骨骼变脆之外，还有很大一部分原因是跌倒。因此，骨质疏松症患者除了接受专科医生建议接受规律药物治疗外，尚需在日常生活中采取一些防跌倒的措施，日常动作包括起床、站立、行走等，可以参照文中的示意图进行相应调整和训练，同时需要营造安全的家庭环境，减少因居住环境因素不合理引发的跌倒，并且选择合适的助行器来改善活动能力。

17

骨折后康复

 忽视骨折后功能康复的危害

骨折是骨质疏松症最严重的并发症，不少患者认为骨折后就应该卧床静养，直到骨折痊愈，这种观点是不正确的。事实上，骨折后不管是否接受手术治疗，都应积极配合康复治疗才能更好地促进骨折修复，恢复机体运动等功能，并减少并发症的发生。

骨质疏松性骨折患者忽视康复治疗除容易引起长期卧床相关并发症，如肺部感染、尿路感染、深静脉血栓、压疮等问题，加重病情外，还因骨折后长期卧床及肢体制动造成患者骨量进一步丢失，以及肢体尤其是骨折肢体肌肉废用性萎缩、骨折邻近关节挛缩及肌力下降，从而造成关节活动受限，影响患者功能恢复，甚至导致关节僵硬、骨骼延迟愈合或不愈合等严重后遗症。也有患者虽然了解骨折后康复的重要性，但是没掌握正确的康复锻炼方法，不幸造成骨折不愈合或者功能锻炼不到位等情况。所以，骨折后应该早期进行康复，而且需要在专业人员指导下进行，待掌握、学习好相应方法后可在家自行锻炼，并定期上康复门诊随访，让康复医生了解康复进度并有针对性地调整下一步康复方案，如自行锻炼康复效果不佳，必要时需门诊定期进行康复治疗。

 术前应该做康复治疗吗

康复治疗的特点就是早期、全程介入，即康复需贯穿伤病全程。骨质疏松性骨折患者的康复治疗亦是如此。骨质疏松性骨折患者除在手术后需进行康复治疗外，在手术前进行康复治疗，对于患者了解疾病、认识手术、加快患者功能恢复等也是相当重要的。那么在术前应该做什么呢？

◆ 应该对患者进行宣教，让患者认识骨质疏松症、了解骨质疏松性骨折手术方式及可能出现的并发症，以及手术后康复的必要性等，消除患者的顾虑。

◆ 教会患者一些知识。在患者还未接受手术及疼痛的打击前，学习效果会更好。比如，在术前让患者学会在床上使用便盆或尿壶，教会患者一些术后简单的自我锻炼方法（术后即可开始自我锻炼），术后正确的体位摆放（如髋关节骨折患者术后应避免患侧下肢内收内旋动作，可在双腿中间垫一梯形枕，避免股骨头脱位）及体位转移（脊柱骨折后翻身应轴线翻身，避免脊柱旋转加重骨折）等知识。

◆ 教会患者使用助行器的方法。如手杖、腋拐、助行架等的简单使用方法，方便手术后利用助行器辅助锻炼。

髋部骨折怎样康复

髋部是骨质疏松性骨折好发部位，可出现疼痛及不同程度的站立、行走等功能障碍，严重影响日常生活。此外，髋部骨折还可引起后续相关并发症，如压疮、呼吸道感染、泌尿系统感染，甚至危及生命。医生需要综合评估后谨慎地选择手术治疗或非手术治疗。治疗方案的选择将影响患者肢体功能、后期的生活质量乃至寿命长短。从康复的角度，术后应该怎样康复呢？我们需要按照全面康复原则，在康复医师和治疗师做相应评估后制订个性化的康复目标。

[基本原则]

◆ 维持关节活动度：恢复髋、膝、踝全关节的关节活动度。

◆ 改善肌肉力量：改善及提高下肢肌力，恢复下肢站立稳定机制，维持上肢力量。

◆ 增加功能目标：到达正常步态，恢复正常生活能力。

[术前指导]

◆ 患者抬高踝关节肌肉泵训练，能有效控制水肿，减少下肢血栓的发生。

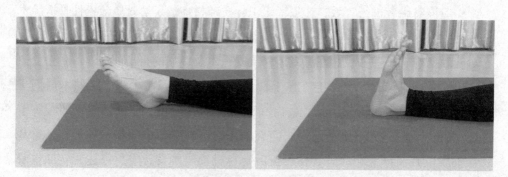

抬高踝关节肌肉泵训练

◆ 上肢及健侧下肢力量训练。上肢力量训练能更好地实现体位转移、维持心肺功能、减少压疮及泌尿系统感染发生（以抗阻力训练为主）。

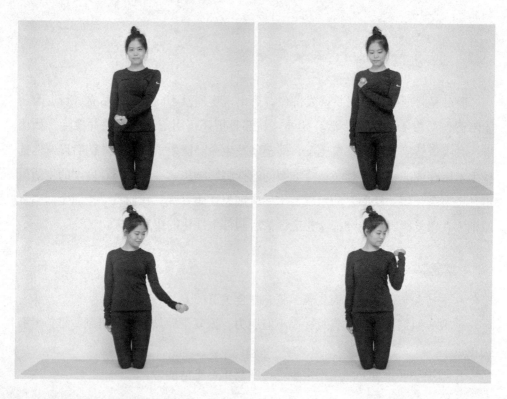

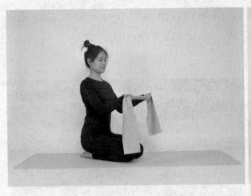 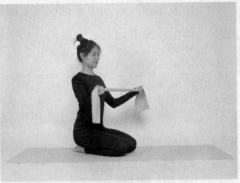

上肢力量训练

[术后康复]

◆ 急性期保护：应避免下肢内收、内旋动作；如果是粉碎性骨折，外展、内收主动肌训练应该延后 4~6 周，避免二次骨折。

◆ 24 小时康复计划：预防术后并发症，恢复下肢肌力，髋关节屈曲活动度维持 0~80°，避免患肢内收摆放及旋转运动，恢复患者下肢控制能力，在医生临床评估后尽可能早地在助行器帮助下独立行走。

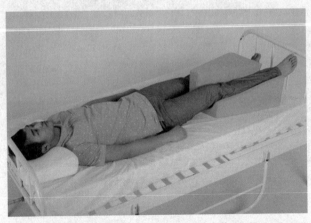

抬高患肢、限制患肢内收旋转

◆ 24~48 小时康复计划：减轻疼痛，控制肿胀，解除肌痉挛，预防深静脉血栓及肺部并发症，提高患者体位转移能力。具体方法如下。

△ 康复教育：告知患者预期康复时间，指导患者患肢摆放与安全和运动安全范围（禁止髋关节内收、内旋的一切摆放或运动体位），预防伤口感染。

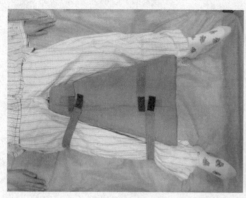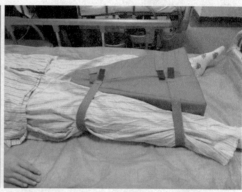

减少髋关节内收旋转

△ 抬高患肢：利用重力帮助血液及组织液回流，减轻肿胀，缓解疼痛。尽量使患肢高于心脏水平。

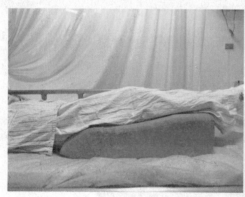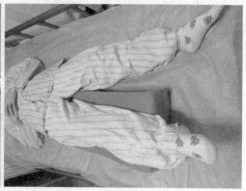

抬高患肢，减轻肿胀

△ 踝关节肌肉泵：踝关节极度背屈，维持 10~15 秒，放松 10 秒，再极度跖屈 10~15 秒，再放松，为一个循环，一组做 10 个循环，每日 6~10 组。

△ 深呼吸和咳嗽训练：使用腹式呼吸，以坐位行排痰咳嗽训练，保持呼吸顺畅。

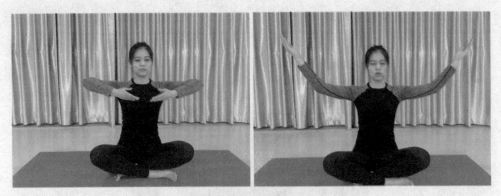

深呼吸训练

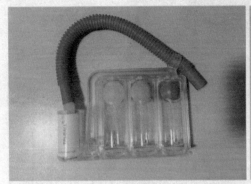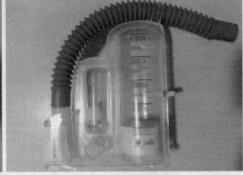

激励式呼吸训练器

△ 冰敷：局部冰敷时间为 10~15 分钟为宜，每日可行 3~5 次，如做运动，则在运动前后都需冰敷一次。

△ 低强度主动 - 辅助做髋关节内收外展。

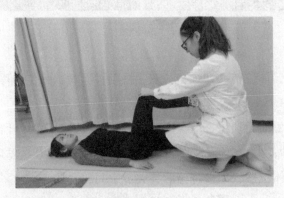

辅助主动训练

▵ 髋部及大腿周围肌肉（股四头肌、臀大肌、腘绳肌等）的最大强度的静力性收缩（等长肌力训练）。在有效评估后，阶梯式增加训练强度，循序渐进，不可急于求成，造成再次损伤。

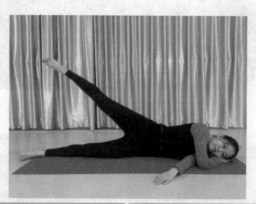

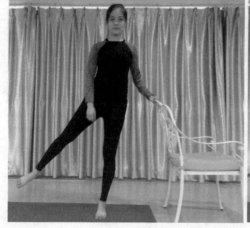
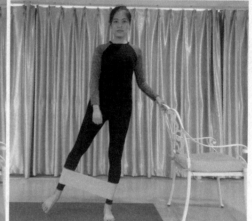

主动训练

▵ 床上运动，体位转移训练，如双手持哑铃运动、卧位转移坐位、平躺转移侧躺等。

▵ 上肢和健侧肌力训练：每次抗阻训练需在最大范围时停留 10~20 秒，缓慢放下，休息 10 秒，为一个循环，每日 3~5 组，每组 15~20 次循环。

▵ 正确休息体位摆放，平卧位两膝关节中间放置枕头。

▵ 洗漱、穿衣、大小便等的自我练习。

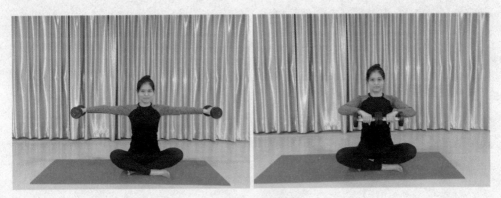

双手持哑铃运动

● 恢复期康复计划

在助行器等辅助器帮助下实现独立行走，完成自我转移，具体方法如下。

◆ 减少辅助帮助，实现患者自我独立转移。

◆ 根据固定情况，实现患侧部分负重或减重离床运动。

◆ 鼓励患者独立锻炼，实现日常生活能力提高。

◆ 给予手术部位周围适当按摩。

● 2~6 周康复计划

恢复部分独立日常生活能力，如复查良好，给予进阶训练。

◆ 维持原有训练。

◆ 指导患者家庭训练，每日 1~2 次，每次 20~30 分钟。主要指洗漱、大小便、

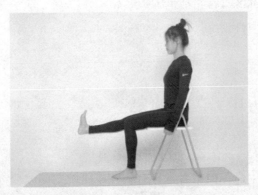

加强臀大肌、股四头肌等力量训练

穿衣、做饭等日常生活能力的提高。

◆ 加强臀大肌、股四头肌等力量训练，站立和步行的平衡、本体感觉训练。

◆ 痊愈期保护

主要保护骨折点，进一步提高肌肉力量，恢复日常生活能力。达到髋、膝、踝关节的全范围运动，纠正受限活动范围。

◆ 自我关节牵伸。

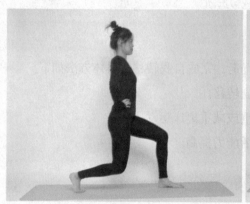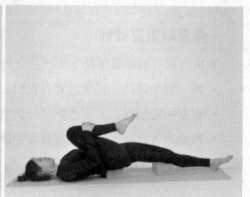

自我关节牵伸

◆ 患者部分负重或完全负重。

◆ 脱离辅助器。

◆ 实现家庭到社区日常生活范围扩展。

◆ 工作环境适应性训练。

脊柱骨折患者怎样康复

脊柱骨折在三大骨质疏松性骨折中排名第一，虽一般情况下不如髋部骨折那样严重，危及患者生命，但患者常伴有胸腔或腹腔空间改变（容量降低），影响胸、腹腔脏器功能如呼吸、消化、二便排泄等功能。这类骨折需要有完善的康复计划才能达到良好的预后。

● 心理康复指导

需要对骨质疏松症及骨折正确认识，增加预防健康教育。

● 功能训练

在伤后早期便可进行四肢的主动抗阻力训练，维持四肢肌肉力量，学会床上的平移训练，减少压疮的发生。骨质疏松症患者提倡早期预防，如改善平衡（参考平衡训练）、提高核心肌群力量（参考核心力量训练），能有效预防骨折的发生。

◆ 上肢力量训练：神经肌肉电刺激被动提高或持哑铃可做上肢各个方向的主动运动练习。

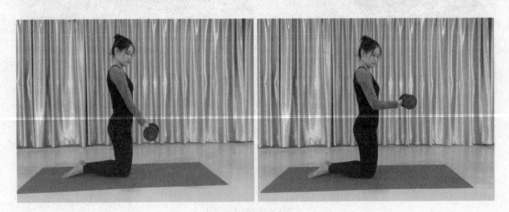

上肢力量训练

◆ 上肢控制训练：双手可捆绑沙袋，做上肢抬高、弯曲等动作，在运动过程中的任意一个角度停留，维持 15~30 秒，其间尽可能地维持上肢静止状态，避免上肢过度摇晃。

◆ 下肢力量训练：主动抬高下肢，双脚交替训练。弯脚伸脚练习。

◆ 下肢控制训练：能有效地改善核心力量，增加脊椎稳定。

◆ 作业训练：主要训练患者自我的床上穿衣、吃饭、洗漱、大小便等自理能力。

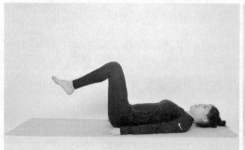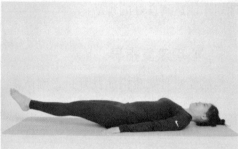

主动抬高练习

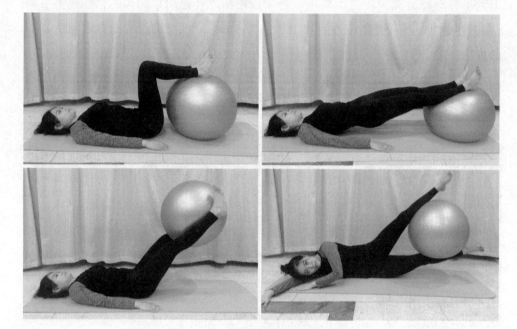

下肢控制训练

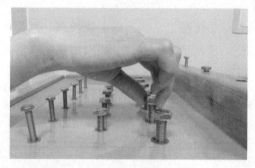

上肢拾物训练

● 呼吸功能下降

骨折和长期卧床会带来一系列的问题，如发热（肺部感染、泌尿系统感染）、便秘等，最早出现的是呼吸功能的下降，如肺活量和最大换气量显著下降，患者往往可出现胸闷、气短、呼吸困难、咳嗽无力的症状（具体方法可参考后文"骨质疏松患者的呼吸训练方法"内容）。

● 矫形器的使用

脊柱压缩骨折可以使用专用的胸腰压缩骨折矫形器佩戴，能实现有效的保护，更早下地行走，提高生活能力，减少人力资源浪费，请在专业医学矫形师的帮助下选择。

● 躯干部位力量练习

康复医学科医师、物理治疗师复查后，视情况可进行躯干部位的力量练习，改善躯干肌肉控制能力。可以适当做桥式运动。

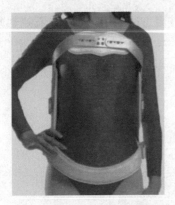
胸腰压缩骨折矫形器

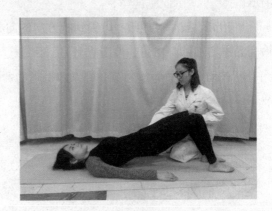
桥式运动

● 体重及体态管理

过大的体重也是诱发压缩骨折的客观因素，正确的姿势控制能更优化地分散力量，避免局部应力过载，减少骨折的发生，体重的增加会增加骨折的发生可能性。

腕部骨折患者怎样康复

道路结冰、湿滑而跌倒导致的腕部骨折是发病率最高的。根据临床评估建议手术或非手术治疗。如不能正确处理，将会造成手部功能的部分丢失或畸形愈合，影响美观，相关康复计划如下。

• 早期固定
常用外固定或内固定，根据骨折情况选择固定方法。

• 减轻肿胀
腕部骨折因为长时间需要固定或制动，可造成腕关节、手部等部位不同程度的僵硬或肿胀，以及手指不能弯曲、握拳，长时间固定使关节粘连、关节囊挛缩、血液循环受阻等，往往解除制动后，手部都会出现不同程度的功能受限或长期肿胀。因此适当地采取功能训练及物理治疗能较好地改善关节活动度和加快肿胀的消退。

◆ 抬高、按摩、热敷：指尖到腕方向的向心按摩，适当用热毛巾、石蜡热敷。抬高患手增加回心血量，改善循环。

◆ 被动活动手部各关节：可以做手指的弯曲伸直的全范围被动活动，减少关节挛缩粘连。

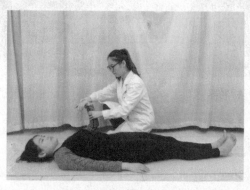

被动关节活动度训练

◆ 增加手部功能锻炼：捏皮球、使用握力器等手部力量训练。

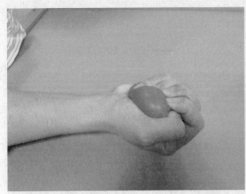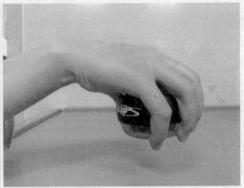

手指力量训练

◆ 增加手部日常生活能力训练：穿衣、穿鞋、扣纽扣等手指精细训练。

◆ 维持患侧肘关节、肩关节的力量训练及活动度训练，适当做弯手肘、举高上肢等动作。

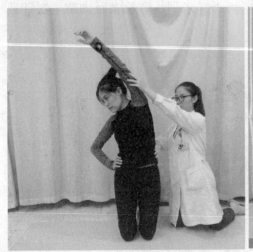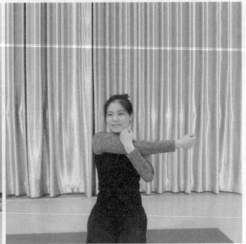

被动适度牵伸

• 腕部康复功能训练

待骨折稳定后可行。

◆ 伸腕被动牵伸、屈腕被动牵伸、旋转被动牵伸。

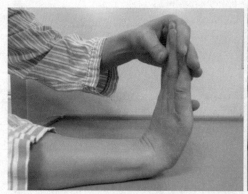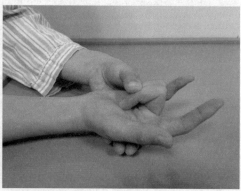

主动牵伸训练

◆ 腕部主动力量训练，主要以屈伸为主，适当或注意腕关节旋转的力量训练。

◆ 主动－辅助进行腕关节的各方向运动。

◆ 增加手部精细肌肉的控制训练。可做抓米训练、拾黄豆训练、穿针训练等。

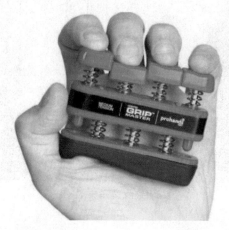

锻炼手指力量，避免手部肌肉萎缩

骨质疏松症患者的呼吸训练方法

严重骨质疏松症患者，脊柱常伴有不同程度的弯曲、前凸等，长时间会造成胸腔及腹腔内脏器的空间位置改变，如肺活量降低、最大通气量下降，以及胸椎过度后凸、腰椎过度前凸等一系列问题。患者会出现吸气费力、咳嗽无力等症状，最终可造成驼背，运动能力下降，心肺功能下降，便秘，腹部脂肪堆积，颈、胸、腰背部疼痛，躯干活动度下降，易于肺部感染等。正确的呼吸能有效地改善或干预其进一步发展的过程。为此，需要一个正确有效的呼吸训练模式——主要以训练腹式呼吸为主的模式。

◆ 训练体位：弯腰驼背是老年人常出现的体态，因此正常体位为患者双耳 - 双肩 - 双髋 - 双踝连成一条直线并使这条直线垂直于地面。

◆ 挺胸收腹，鼻腔缓慢吸气，同时使腹部隆起，直到不能吸入后屏气 3~10 秒，再缓慢从口腔呼出。呼吸训练主要以腹式（膈肌）呼吸为主。膈肌呼吸能重建腹式呼吸模式，帮助患者改善呼吸困难症状，减少错误肌肉代偿（膈肌不能正常工作，会使颈部、肩部和背部肌肉出现代偿）。因为膈肌能参与脊柱稳定的功能，因此有效的膈肌训练还能增强膈肌肌力，改善脊柱稳定性。

◆ 严重骨质疏松症患者异常的躯干姿势会使肺功能有效通气量减少，FEV_1 下降，膈肌、腹肌力量减弱，直接导致咳嗽效应降低，引起肺部分泌物潴留，增加感染风险，因此有效的咳嗽也是我们需要改善提高的。首先做吹气的动作 10~20 次，然后嘴张大用力哈气 5~20 次，最后用力做咳嗽的动作，要求使用腹肌帮助咳嗽。

◆ 有氧运动训练：有氧训练是老年人较好的训练方式，那什么是有氧运动标准？简单来说就是整个运动时心率维持在最大心率的 60%~80%（最佳心率在 120~140 次 / 分），且运动持续 5 分钟以上不感到劳累，整个运动时间在 30~45 分钟为宜。运动锻炼和身体活动能改善呼吸、改善全身相应部位肌力、改善和维持骨密度，提高自我控制能力。适当的有氧运动能使胸腔、腹腔肌肉得到锻炼，同时增加肺活量，改善呼吸系统及活动能力。常用的有氧运动有：呼吸体操、太极拳、太极剑、慢跑、水疗、平衡训练、全身舒展运动等。

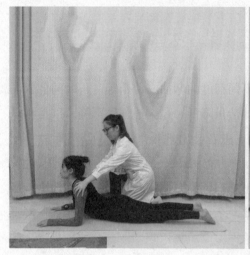
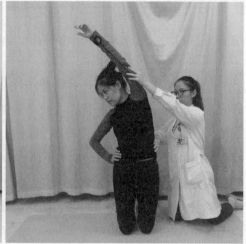

牵伸训练

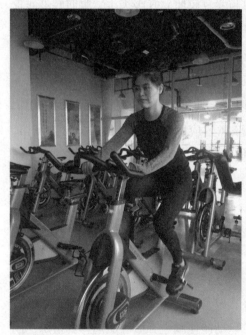

功率自行车练习

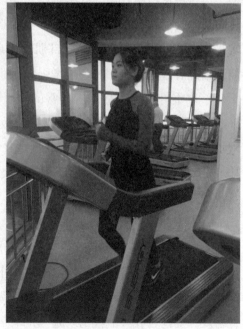

快走或慢跑

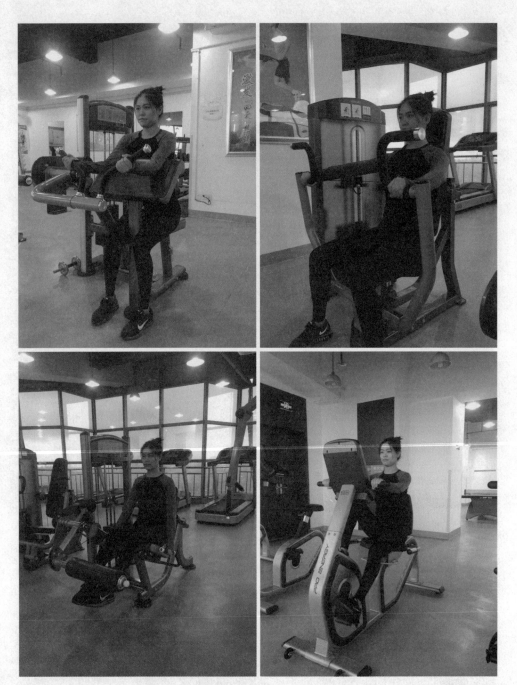

力量训练

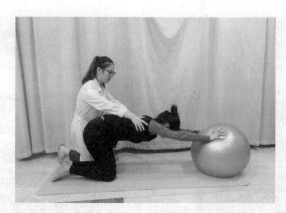

呼吸控制训练（伸展吸气，收缩呼气）

◆ 平衡训练：骨质疏松症患者常常会因为跌倒造成骨折的发生，而跌倒也是自身平衡功能减低的表现，因此老年人经适当的训练可提高自身平衡功能，改善运动的协调性，进而减少骨折的发生。

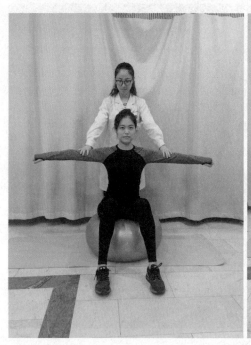
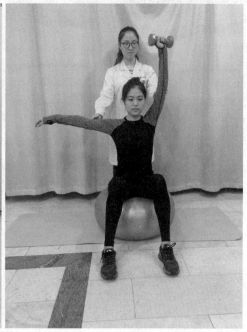

平衡功能训练

小贴士

很多人以为，骨折了就应该躺在床上静养，殊不知骨折后长期卧床或肢体制动会造成骨量进一步丢失、关节功能障碍，以及骨骼愈合不良等严重后果。因此，一旦发生了脆性骨折，无论是否需要进行手术治疗，都应该尽早在专业医生的指导下接受全程的康复锻炼。康复治疗不仅能够维持关节活动度，还能提高肌肉力量，改善平衡能力，对尽快恢复肢体功能、预防再次跌倒和骨折等都具有十分重要的作用。

附录

骨质疏松症治疗药物微词典

阿仑膦酸钠片 (福善美)

主要成分：阿仑膦酸钠。

功能主治：治疗绝经后妇女骨质疏松症。治疗男性骨质疏松症。

用法用量：每周 1 片。在当天第 1 次进食之前半小时，用白开水送服。服药后
30 分钟之内避免躺卧。

注意事项：肾功能不全、孕妇以及哺乳期妇女不宜使用。不适用于儿童。有活
动性上消化道疾病患者慎用。

阿仑膦酸钠维 D_3 片 (福美加)

主要成分：阿仑膦酸钠和维生素 D_3。

功能主治：治疗绝经后妇女骨质疏松症。治疗男性骨质疏松症。

用法用量：每周 1 片。在当天第 1 次进食之前半小时，用白开水送服。服药后
30 分钟之内避免躺卧。

注意事项：肾功能不全、孕妇以及哺乳期妇女不宜使用。不适用于儿童。有活
动性上消化道疾病患者慎用。

阿仑膦酸钠肠溶片 (固邦)

主要成分：阿仑膦酸钠。

功能主治：治疗绝经后妇女、男性及糖皮质激素诱导的骨质疏松症。

用法用量：每次 70 mg，1 次 / 周。早上进食或饮水前半小时白开水整片送服。
服用后 30 分钟内及第 1 次进食前避免躺卧。

注意事项：可能对上消化道黏膜产生局部刺激，有活动性上消化道疾病或近 1
年内有胃肠道病史者慎用。同时服用其他药物可能会干扰本品吸收，
因此至少间隔半小时才可服用其他药物。

利塞膦酸钠片（积华固松）

主要成分：利塞膦酸钠。

功能主治：治疗和预防绝经后妇女的骨质疏松症。

用法用量：口服，每周 1 次，每次 1 片。应在当天首次摄入食物前至少半小时，
直立位用 200 mL 白开水送服。服药后半小时内不得躺卧。

注意事项：不得含服或咀嚼本品，避免造成口咽部溃疡。服药后至少 30 分钟
内不得用餐、喝饮料或服用其他药品。如有漏服，应在记起后的早
晨补服 1 片，之后仍按照其最初选择的日期计划，每周 1 次服用 1
片，但不得在同一天服用 2 片。

唑来膦酸注射液（密固达、依固）

主要成分：唑来膦酸。

功能主治：治疗绝经后妇女的骨质疏松症和男性骨质疏松症。治疗畸形性骨炎
（变形性骨炎）。

用法用量：骨质疏松症静脉滴注 5 mg，每年 1 次。畸形性骨炎静脉滴注 5 mg，
每年 1 次。滴注时间不得少于 15 分钟。

注意事项：本品给药前应适当补水，评估患者血肌酐水平。低钙血症患者需服
用足量的钙和维生素 D。药物过敏者、低钙血症患者、肌酐清除率
<35 ml/min 的严重肾功能损害患者、妊娠和哺乳期妇女禁用。处方
前应参考完整处方信息。

盐酸雷洛昔芬片

主要成分：盐酸雷洛昔芬。

功能主治：预防和治疗绝经后妇女的骨质疏松症。

用法用量：口服，每天 1 次，每次 1 片，60 mg。在一天内任何时间均可服用，

无须考虑进餐与否。

注意事项：可能妊娠的妇女绝对禁用。患有或既往患有静脉血栓栓塞性疾病者及对片中所含的任何成分过敏者不能使用。严重肾功能减退者、原因不明的子宫出血者不能使用。

特立帕肽注射液

主要成分：甲状旁腺素。

功能主治：适用于有骨折风险的绝经后妇女骨质疏松症的治疗。

用法用量：每天皮下注射 20 mg 于腹部或者大腿。冷藏在 2~8 ℃ 环境中，冷冻后不可使用。

注意事项：不可用于骨恶性肿瘤及伴有骨转移患者。对药物任何成分过敏者慎用。高钙血症、严重肾功能不全及不明碱性磷酸酶升高患者不可使用。

依降钙素注射液（益盖宁）

主要成分：依降钙素。

功能主治：骨质疏松症及骨质疏松症引起的疼痛。

用法用量：通常，成人以依降钙素计，1 周肌内注射 2 次，1 次 1 支（以依降钙素计 10 单位）；或 1 周肌注 1 次，1 次 1 支（以依降钙素计 20 单位）。另外，应随症状适宜增减剂量或遵医嘱。

注意事项：易出现皮疹（红斑、风疹块）等过敏性体质的患者慎用。支气管哮喘或有其他既往史的患者慎用。

鲑降钙素注射液（密盖息）

主要成分：鲑降钙素。

功能主治：用于预防突然固定引起的急性骨丢失，如骨质疏松性骨折的患者。能明显缓解骨痛，对缓解骨质疏松性骨折骨痛有益。

用法用量：每天 50 U 或隔天 100 U，皮下或肌内注射，最大疗程 2 个月。

注意事项：一般情况下，本品治疗前并不需要做皮试，但怀疑对降钙素过敏的患者应考虑在治疗前进行皮肤试验。

骨化三醇胶丸

主要成分：骨化三醇。

功能主治：绝经后骨质疏松症；特发性甲状旁腺功能低下；佝偻病。

用法用量：绝经后骨质疏松症：推荐剂量为每次 0.25 μg，每天 2 次。甲状旁腺
功能低下和佝偻病：推荐起始剂量为每天 0.25 μg，晨服。

注意事项：不良反应与维生素 D 过量相似，如高血钙综合征或钙中毒。偶见的
急性症状包括食欲减退、头痛、呕吐和便秘。慢性症状包括营养不
良、感觉障碍、发热、尿多、脱水、情感淡漠、发育停止以及泌尿
道感染。

阿法骨化醇胶囊

主要成分：(5Z，7E) −9，10− 开环胆甾 −5，7，10 (19) − 三烯 −1α，3β − 二醇。

功能主治：骨质疏松症；肾性骨病；甲状旁腺功能亢进（伴有骨病者）；甲状旁
腺功能减退；佝偻病和骨软化症。

用法用量：口服，0.5~1 μg/d。

注意事项：如果在服用期间出现高血钙或高尿钙，及时调整剂量。

替勃龙片 (利维爱)

主要成分：7− 甲基异炔诺酮。

功能主治：自然绝经和手术绝经所引起的各种症状。

用法用量：每天 1 片。

注意事项：糖尿病患者、运动员慎用。长期服用，应定期进行体检。如出现不
良反应则应立即停药。如有下述情况应严密观察：①肾病、癫痫、三
叉神经痛或有上述疾病史者。②高胆固醇血症。③糖代谢损伤。

四烯甲萘醌 (固力康)

主要成分：四烯甲萘醌。

功能主治：提高骨质疏松症患者的骨量。具有独特促成骨机制，单药或联合其他
　　　　　抗骨质疏松症药物使用，可提高骨密度，改善骨质量，提高骨强度，
　　　　　降低骨折风险，并能促进骨折愈合，缓解疼痛。

用法用量：1天3次，1次1粒。饭后半小时服用。

注意事项：不能与华法林合用。

碳酸钙 D_3 片 (钙尔奇 D)

主要成分：碳酸钙，维生素 D_3。

功能主治：用于妊娠、哺乳妇女、更年期妇女、老年人等的钙补充剂，也用于
　　　　　防治骨质疏松症。

用法用量：口服，1次1片，1天1~2次。

注意事项：高钙血症及高尿酸血症禁用。